DR. MED. ANGELA DREES | REINER STÜLLENBERG

Burnout
naturheilkundlich behandeln

THEORIE

PRAXIS

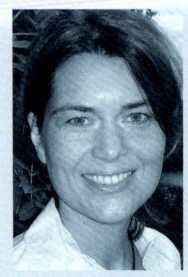

Dr. med. Angela Drees ist Ärztin für Allgemeinmedizin und Naturheilverfahren mit eigener ganzheitlich orientierter Praxis in Düsseldorf. Schwerpunkte ihrer Arbeit sind die klassische Homöopathie, Nahrungsmittelunverträglichkeiten, Mikronährstofftherapie und TCM. Seit vielen Jahren behandelt sie erfolgreich Burnout-Patienten auf naturheilkundlicher Basis vor allem mit homöopathischen Mitteln und Mikronährstoffen. Von ihr sind bereits zwei Bücher erschienen: »Adipositas behandeln mit TCM« und »Typgerecht zum Wunschgewicht mit dem 5-Elemente-Prinzip«.

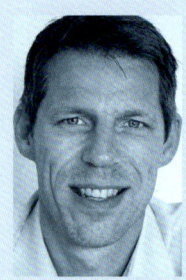

Reiner Stüllenberg ist Diplom Pädagoge, Betriebswirt und NLP-Lehrtrainer (DVNLP). Nach langjähriger Tätigkeit in der freien Wirtschaft bietet er Coaching, Outplacement und lösungsorientierte Kurzzeittherapie in eigener Praxis in Düsseldorf an. Außerdem führt er für namhafte Unternehmen der freien Wirtschaft Business-Coachings, Trainings und Workshops durch. Er beschäftigt sich schon seit seinem Studium mit den Themen Stress am Arbeitsplatz und Burnout. In den letzten Jahren konnte er vielen Burnout-Betroffenen durch Coaching helfen.

EIN WORT ZUVOR

In den letzten Jahren hat die Zahl der Patienten mit Erschöpfungssymptomatik und Burnout stark zugenommen. Viele Patienten sind in einer Psychotherapie, die die Ursachen der Erschöpfung beheben soll. Dabei werden oftmals auch Antidepressiva, Schlafmittel oder andere Psychopharmaka eingesetzt – Mittel, die zu einer erneuten Belastung des Körpers beitragen und wiederum Nebenwirkungen mit sich bringen. Wir möchten in diesem Buch eine andere Herangehensweise vermitteln. Eine ganzheitliche Therapie kann eine schnelle und effektive Hilfe bei Burnout darstellen, sodass es dem Patienten in der Regel bereits nach wenigen Wochen deutlich besser gehen kann.

Es kann nicht sein, dass Patienten in Dauerpsychotherapie verbleiben, ohne dass auch der Körper genau betrachtet wird. Man weiß heute, dass ständiger Stress eine ähnlich hohe Belastung für die Kraftwerke der Zellen – die Mitochondrien – darstellt wie eine akute Infektion. Entsprechend elend fühlen sich die Betroffenen. Zuerst einmal sollte also die Energiegewinnung auf kleinster Ebene unterstützt werden – also in den Zellen unseres Körpers. Im zweiten Schritt geht es häufig um überhöhte Selbsterwartungen. Eine optimale Therapie umfasst also auch eine Veränderung der geistigen Haltung und Einstellung zu sich selbst.

Das vorliegende Buch gibt Hilfestellung zur frühzeitigen Erkennung und zeigt Wege zur Heilung auf. Wir wollen die Vielfalt der Naturheilkunde präsentieren und dabei besonders gegen das verbreitete Vorurteil arbeiten, dass Sie bei Burnout außer Psychotherapie und Auszeit nicht viel tun können.

Dr. med. Angela Drees
Reiner Stüllenberg

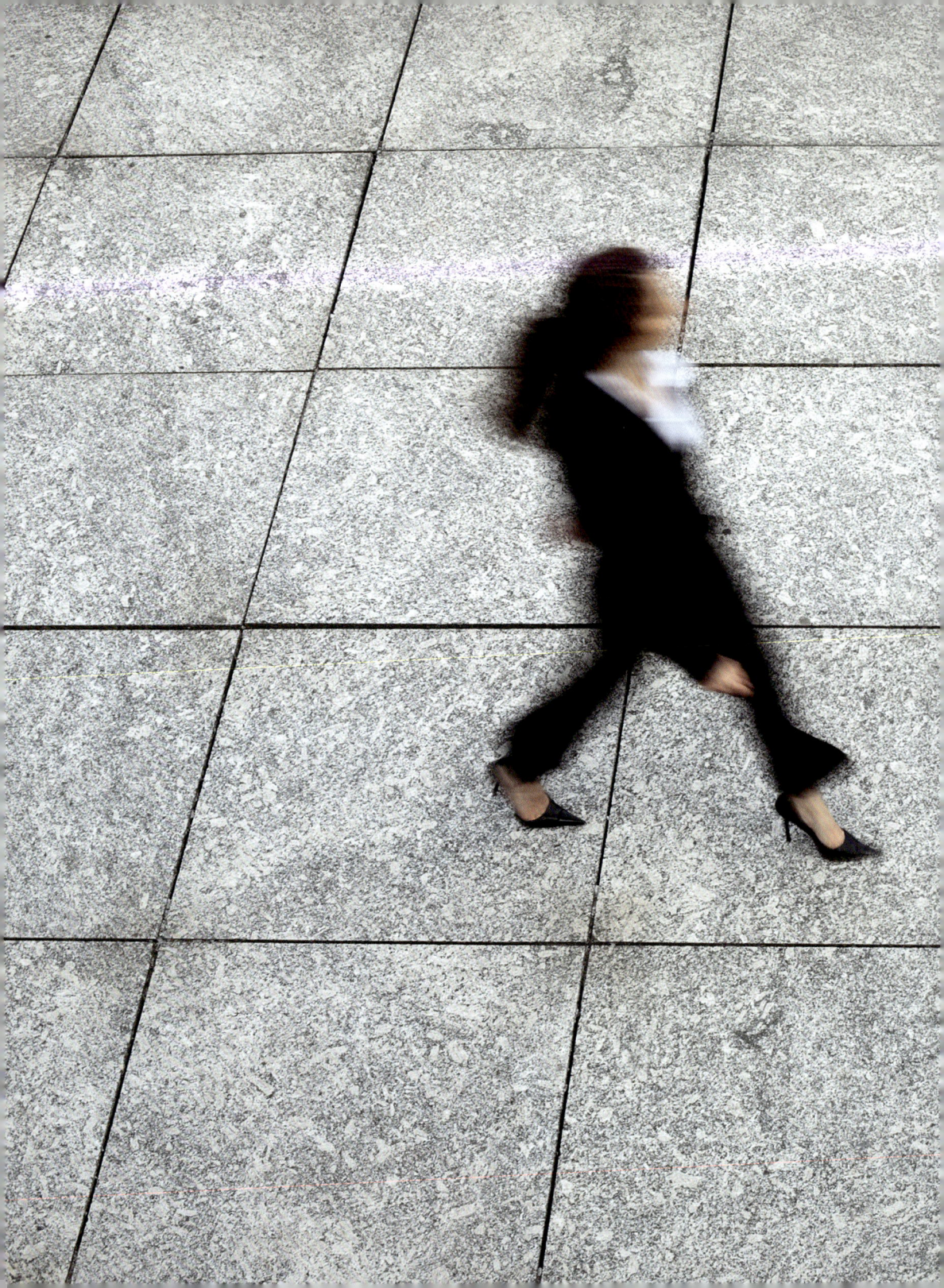

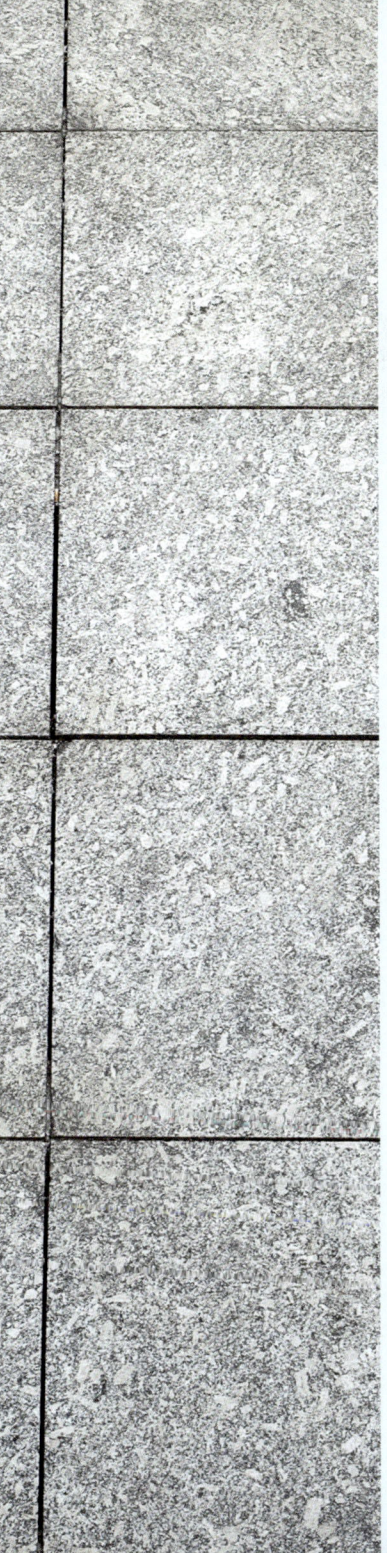

WAS STECKT HINTER BURNOUT?

Burnout ist ein schleichender Prozess. Meist sind die Betroffenen Getriebene – sowohl im Beruf als auch zu Hause. Wie sich Burnout äußert und welche Ursachen dazu führen, das erfahren Sie in diesem Kapitel.

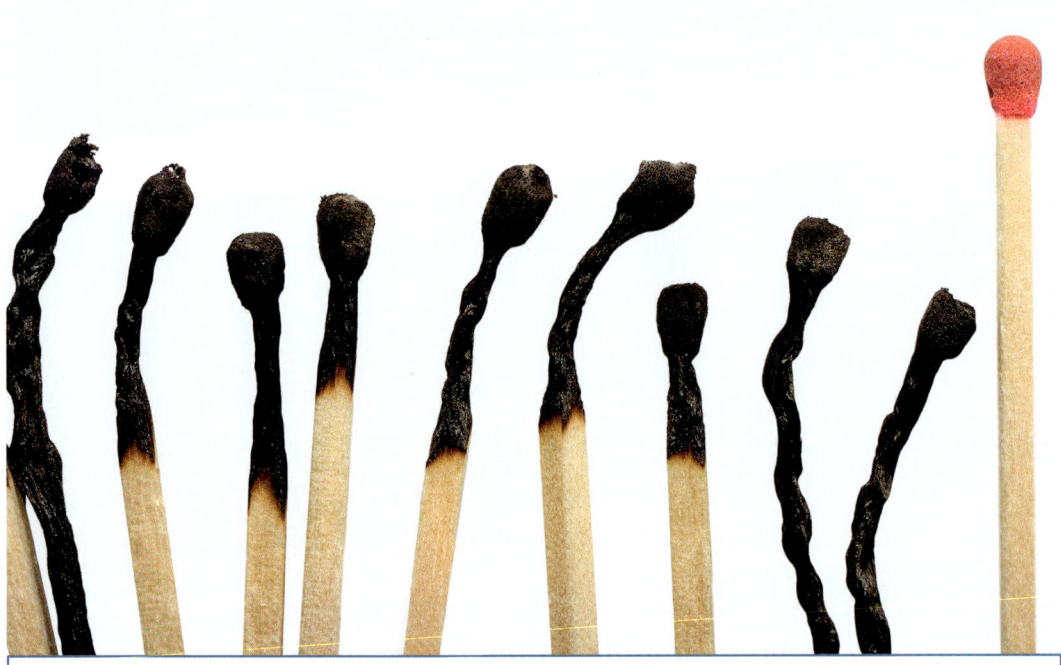

Burnout – ein Phänomen unserer Zeit

Den Deutschen ging es noch nie so gut wie heute, denn sie leben immer länger und sind dabei auch noch im höheren Alter wesentlich gesünder und fitter als früher. Allerdings nehmen psychische Leiden wie Erschöpfungssyndrom, Depression, Burnout sowie Angststörungen immer mehr zu. Sie haben einen enormen Einfluss auf die Volkswirtschaften der Länder, weil die Beschäftigten durch diese Beeinträchtigungen nur noch eingeschränkt arbeitsfähig oder gar nicht mehr einsatzfähig sind.

Die gehetzte Gesellschaft

Nach einer Untersuchung der Bundespsychotherapeutenkammer von 2012 ist seit 2004 die Zahl der Krankheitstage durch Burnout um fast 1400 Prozent gestiegen. Betroffen sind nicht länger nur die besonders Leistungsorientierten wie Politiker, Manager oder Hochleistungssportler. Auch wenn sich mit Miriam Meckel, Matthias Platzeck, Tim Mälzer, Frank Schätzing oder Sven Hannawald immer mehr Prominente öffentlich zu ihrem Burnout bekennen. Burnout ist in der Mitte der Gesellschaft angekommen.

Leistung über alles ...

Eines ist sicher: Unsere Gesellschaft hat sich in den letzten 25 Jahren radikal verändert. Das Diktat exponentiell wachsender Produktivität zwingt Arbeitnehmer nicht nur, in immer kürzeren Abständen Höchstleistungen bei unzureichender Regeneration zu erbringen. Auch die Komplexität der Aufgaben wächst ständig. So will der Chef am nächsten Morgen nicht mehr nur die Multimedia-Präsentation des neuen Bauprojektes. Er will sie nun zusammen mit dem Gesamtkostenvoranschlag und dem zu erwartenden Konzernergebnis. Dabei konnte in einer Studie des Instituts für Arbeit und Gesundheit der deutschen Unfallversicherungen von 2010 nachgewiesen werden, dass Multitasking, also das Übernehmen von Mehrfachaufgaben, einen enormen Stress für das Gehirn bedeutet.

Übertarifliche Gehälter sind heute normal. Den Haken an diesen Verträgen machen sich die wenigsten Arbeitnehmer bewusst: Gegen geringes Mehrgehalt sind Überstunden pauschal abgegolten. Die Gesellschaft honoriert das. Denn Perfektion und Fleiß gehören zu den höchsten Tugenden des modernen Arbeitnehmers. Der psychologische Effekt ist derart wirkungsvoll, dass die meisten Arbeitnehmer dauerhaft die gesetzlich festgelegte Stundenobergrenze von 48 Stunden pro Woche überschreiten und dies als normal ansehen.

VOLKSKRANKHEIT STRESS

Die Techniker Krankenkasse ließ im Jahr 2009 über 1000 Personen – ein repräsentativer Querschnitt der Bevölkerung – im Alter von 14 bis 65 Jahren zu ihrem persönlichen Stresspegel befragen. Das Ergebnis: Mehr als 80 Prozent der Interviewten litten unter Stress, jeder Dritte stand unter Dauerdruck – unabhängig vom Alter und von der sozialen Stellung. Das heißt, das Problem zieht sich durch alle Bevölkerungsschichten.

... und die Folge: ausgebrannt

Unternehmen sind heutzutage ständig im Umbruch. Wer am Markt bestehen will, muss sich permanent anpassen. Das bringt eine Fülle von Risiken, die auch die Sicherheit des Arbeitsplatzes betreffen. Selbst Arbeitsinhalte verändern sich dauernd, und die Arbeitsbelastung nimmt immer weiter zu. Die Folge für den Menschen: immer weniger Wertschätzung, immer weniger Freude und Erfüllung in dem, was er tut. Zudem verliert, wer zu viel arbeitet, Raum für Rückzug, Ruhe, Kreativität, Familienleben und Erholung. Hinzu kommt: Traditionelle soziale Netzwerke wie Kirchen und Vereine weichen neuen sozialen Netzwerken, doch Facebook & Co. werden langfristig die Funktion der traditionellen Netzwerke nicht ersetzen können, da Zusammenhalt und soziales Miteinander von der direkten Kommunikation leben.

Wenn Arbeit deutlich mehr Energie kostet, als man daraus zurückerhält (das gilt auch für das Privatleben), sind irgendwann die Depots leer. Wir fühlen uns lustlos und leer – ausgebrannt.

Was ist das Burnout-Syndrom?

Nach dem Psychologen Prof. Matthias Burisch (geb. 1944) bedeutet Burnout berufliche und private Erschöpfung als Folge des übermäßigen Stresses (Info unten). Da sich die Stressbelastung durch alle Berufsgruppen und Altersklassen zieht, sind nicht nur Manager zunehmend stressbelastet, sondern auch Hausfrauen

DEFINITION VON BURNOUT (nach Prof. Burisch)
»Burnout ist keine Krankheit mit eindeutigen diagnostischen Kriterien, sondern eine körperliche, emotionale und geistige Erschöpfung aufgrund beruflicher Überlastung und wird meist durch Stress ausgelöst, der nicht bewältigt werden kann. Burnout wurde zunächst bei helfenden Berufen beschrieben und ist auch in zahlreichen anderen Berufsgruppen zu beobachten. Dazu gehören Sportler, Politiker, Forschungsmitarbeiter, Langzeitpflegende kranker Angehöriger bis hin zu Verkäufern.«

Geschichte des Burnouts

Bereits im 19. Jahrhundert gerieten Erschöpfungssymptome in den Fokus der Medizin. Durch rasant veränderte Arbeits- und Lebensbedingungen der Industrialisierung gingen die Menschen zum Nervendoktor. Unter dem Begriff »Neurasthenie« fasste der New Yorker Nervenarzt George Miller 1869 unterschiedliche Symptome wie Reizbarkeit, die Unfähigkeit, sich zu entspannen, anhaltende Kraftlosigkeit, Freudlosigkeit, Kopfschmerzen und Schlafstörungen zusammen.

Ende des 19. Jahrhunderts kam diese Welle auch nach Deutschland. Betroffen war die vermögende Mittel- und Oberschicht, die überarbeitet war und deshalb häufiger an Neurasthenie erkrankte. Danach folgten zwei Weltkriege, in denen Erschöpfung keinen Raum im öffentlichen Bewusstsein einnahm. Auch in den Zeiten des Wiederaufbaus schien für Erschöpfung nicht viel Platz zu sein.

Der Begriff Burnout

Er kam erstmalig durch die Erzählung »A Burnt-Out Case« von Graham Greene (1960) auf. Darin wird ein überarbeiteter Architekt beschrieben, der aussteigt und in den afrikanischen Dschungel geht. 1974 wurde erstmalig von dem New Yorker Arzt und Psychoanalytiker Herbert J. Freudenberger ein medizinisches Burnout beschrieben, was sich jedoch auf eine berufsbedingte, chronische Erschöpfung bezog. Damals konzentrierten sich die Untersuchungen zu Burnout eher auf die Berufsgruppe der »Helfenden«, da man bei Ärzten und Sozialarbeitern in New York

eine starke Erschöpfung beobachtet hatte. Es waren Personen, die sich im Drogenmilieu sinnlos verausgabten und wenig Wertschätzung für positive Resultate erfuhren. Einer der frühesten Definitionsversuche stammt von der Sozialpsychologin Christina Maslach (1978): »Burnout ruft gewisse Reaktionsweisen bei Individuen hervor, wie auch andere Formen von Stress sie verursachen. Wir haben aber eine sehr spezifische und abgegrenzte Art emotionaler Erschöpfung entdeckt, und zwar den Verlust positiver Empfindungen, den Verlust von Sympathie oder Achtung für Klienten oder Patienten beim professionellen Helfer.«
In Deutschland beschäftigt sich Prof. Burisch (siehe Seite 10) seit den 1990er-Jahren intensiv mit dem Phänomen Burnout. Er ist einer der führenden Burnout-Experten in Deutschland, Gründer des Burnout-Instituts Norddeutschland in Moorrege und hat zahlreiche Studien zum Thema Burnout veröffentlicht. Seit den 90er-Jahren ist auch klar, dass sich Burnout auf alle Berufsgruppen ausgedehnt hat.

BEGRIFFLICHKEITEN
Zwischen Burnout und Burnout-Syndrom gibt es keinen Unterschied. Burnout-Syndrom ist der medizinische Begriff. Syndrom bezeichnet immer eine Zusammenfassung verschiedener Symptome.

und Schüler. In der Folge treten häufig depressive Verstimmungen, Lernstörungen und Konzentrationsprobleme auf.

Trotz jahrzehntelanger Forschung und vieler wissenschaftlicher Veröffentlichungen ist Burnout immer noch nicht klar definiert. Burnout gilt nicht als eigenständige Krankheit, da es das Resultat eines Prozesses ist, der zur totalen Erschöpfung führt. Es existieren zahlreiche Symptome, Theorien und Erklärungsmodelle. Die Übergänge zu Depression, Schlafstörung und körperlicher Erschöpfung sind fließend, deshalb lässt sich Burnout schwer von den genannten Krankheitsbildern und anderen abgrenzen. Aus diesen Gründen existiert derzeit in der internationalen Klassifikation der Erkrankungen (ICD-10) noch kein einheitlicher Diagnoseschlüssel. Burnout ist dort nicht als eigene Erkrankung, sondern als Anpassungsstörung eingeordnet.

Die Phasen des Burnout-Syndroms

Burnout-Forscher haben Phasenmodelle entwickelt, die das Syndrom in mehrere, meist aufeinanderfolgende Stadien unterteilen. Das folgende Modell stützt sich auf Prof. Burisch (1990 entwickelt). Er hat den Phasen typische Burnout-Symptome zugeordnet. Die Behandlungsempfehlungen wurden von uns ergänzt.

Phase 1 – Anfangsphase (Warnsymptome)

Symptome: Hyperaktivität; unbezahlte Mehrarbeit; Gefühl, keine Zeit zu haben; Verleugnung der eigenen Bedürfnisse; nicht abschalten können; unausgeschlafen sein

Behandlungsempfehlungen: Selbstmedikation; Selbstcoaching; Coaching; ärztliche Behandlung

Phase 2 – reduziertes Engagement

Symptome: Verlust von Empathie; Kälte; Zynismus; Tagträume, Fluchtfantasien; Widerwillen und Überdruss gegen gewohnte Tätigkeiten, Gefühl, ausgebeutet zu werden; Konflikte mit den eigenen Kindern

Behandlungsempfehlungen: Selbstmedikation; Selbstcoaching; Coaching; ärztliche Behandlung

Phase 3 – emotionale Reaktionen, Schuldzuweisungen

Symptome: Schuldgefühle, Selbstmitleid, Bitterkeit, abrupte Stimmungsschwankungen, Gefühl der Hilflosigkeit, Pessimismus, Intoleranz, Schuldzuweisungen; reduzierte Selbstachtung
Behandlungsempfehlungen: Coaching; ärztliche Behandlung

Phase 4 – Abbau

Symptome: Ungenauigkeit; Desorganisation; Entscheidungsunfähigkeit; verringerte Initiative; verringerte Flexibilität, Widerstand gegen Veränderungen; Konzentrations- und Gedächtnisschwäche, Schwierigkeiten bei komplexen Arbeiten
Behandlungsempfehlungen: Coaching; ärztliche Behandlung

Phase 5 – Verflachung

Symptome: verringerte emotionale Reaktionen, Gleichgültigkeit; Einsamkeit und Zurückgezogenheit; Desinteresse; Langeweile; Beschäftigung mit sich selbst
Behandlungsempfehlungen: Coaching; ärztliche Behandlung; Therapie durch einen Psychotherapeuten; ambulanter/klinischer Aufenthalt

Phase 6 – psychosomatische Reaktionen

Symptome: Schlafstörungen, Albträume; Herzklopfen, Bluthochdruck; Atembeschwerden; erhöhter Konsum von Kaffee, Alkohol und Tabak; Gewichtszu- oder -abnahme; Kopfschmerzen
Behandlungsempfehlungen: Coaching; ärztliche Behandlung; Therapie durch einen Psychotherapeuten; ambulanter/klinischer Aufenthalt

Phase 7 – Verzweiflung

Symptome: Hoffnungslosigkeit, Gefühl der Sinnlosigkeit; Selbstmordabsichten; existenzielle Verzweiflung
Behandlungsempfehlungen: Coaching; ärztliche Behandlung; Therapie durch einen Psychotherapeuten; ambulanter/klinischer Aufenthalt

JUGENDLICHE UNTER DRUCK

In den letzten Jahren ist die Zahl der Jugendlichen, die wegen Burnout behandelt wurden, deutlich gestiegen. Starker Leistungsdruck in der Schule und häufig auch von den Eltern treibt Jugendliche an den Rand ihrer Belastbarkeit. Achten Sie besonders bei Kindern auf Individualität und Freiräume.

Symptome und Anzeichen von Burnout

Burnout-Forscher fanden circa 130 körperliche und geistig-seelische Symptome, die dem Burnout-Syndrom zugeordnet werden können. Häufig entwickelt sich das Burnout schleichend. Manche Betroffenen gelangen erst nach Jahren an den Punkt, an dem nichts mehr geht und eine totale Erschöpfung eintritt. Doch dann reicht oft der berühmte Tropfen, etwa die Trennung vom Partner oder ein simpler Streit am Arbeitsplatz, um das Fass zum Überlaufen zu bringen. Motivation, Freude und Begeisterung sind verloren. Man funktioniert zwar noch aus einem Pflichtgefühl heraus, doch Körper und Geist versagen ihre Dienste. Im fortgeschrittenen Stadium fehlt selbst die Kraft zum Leben.

Typische psychische Alarmsignale

> Einschlaf- und Durchschlafschwierigkeiten
> dauerhafte Müdigkeit und Erschöpfung
> Lustlosigkeit, Gereiztheit
> Gefühle des Versagens, der Sinnlosigkeit
> Angst, den Anforderungen nicht gewachsen zu sein
> mangelndes Interesse am Beruf oder Aufgabenbereich
> Konzentrationsstörungen
> Verzweiflung bis hin zur Hoffnungslosigkeit
> Depressionen
> chronische Motivationslosigkeit
> Stimmungsschwankungen

Typische körperliche Symptome

> Atembeschwerden, Durchatmen fällt schwer
> Magen-Darm-Beschwerden wie Übelkeit und Bauchschmerzen
> Schwindel
> Kopfschmerzen
> Muskelverspannungen
> Rückenschmerzen
> Gleichgewichtsstörungen
> Schlafstörungen
> Tinnitus

AB WANN HAT MAN BURNOUT?

Trotz der Vielzahl der Symptome kann man nicht ab einer bestimmten Anzahl von einem Burnout sprechen. Zur Diagnose trägt eher bei, ob die Symptome schon über einen längeren Zeitraum bestehen bzw. ob sie sich immer wieder in kürzeren Abständen zeigen.

> Erektionsprobleme bzw. keine Lust auf Sex
> erhöhte Anfälligkeit für Infekte
> Herzprobleme, Gefühl von Aufregung, Herzklopfen
> Anstieg des Blutdrucks
> Schweißausbrüche

Abgrenzung Burnout – Depression

Wie Sie bereits auf Seite 12 gelesen haben, gilt Burnout nicht als eigene Erkrankung, sondern als Zusatzbefund. Dagegen ist eine Depression eine eigenständige Erkrankung. Beide Störungen haben sehr ähnliche Symptome, wie Antriebslosigkeit und Erschöpfung sowie Unvermögen, den Alltag zu bewältigen. Deshalb sind die Übergänge fließend und die Störungen häufig auch für Fachleute nur schwer zu unterscheiden. Eine eindeutige Abgrenzung wird umso schwieriger, je länger die Symptomatik besteht.

Mit Burnout wird eine emotionale und körperliche Erschöpfung beschrieben, die häufig durch Verausgabung oder Überforderung im beruflichen oder privaten Umfeld entsteht. Oft geht eine Phase großer Aktivität voraus, die durch hohen Perfektionismus und Leistungsdenken gekennzeichnet ist und in der Folge zur andauernden Überschreitung der eigenen Leistungsgrenzen führt.

Eine Depression geht mit gedrückter Stimmung, Interessenverlust und Freudlosigkeit einher. Der Betroffene hat ein Gefühl der Hilflosigkeit und mangelndes Selbstwertgefühl. Zu Depressionen neigende Menschen geben sich oft selbst die Schuld und glauben häufig, dass sie nur durch die Hilfe anderer Menschen Erfolg hatten. Als Ursachen spielen die Gene, private Schicksalsschläge oder chronischer Kummer eine Rolle.

WICHTIG
Ein drohendes Burnout muss frühzeitig behandelt werden, damit hieraus keine Depression entsteht.

Burnout und Erschöpfung

Auch die Übergänge zwischen der normalen Erschöpfung und Burnout sind fließend. Doch während bei Ersterer häufig bereits eine Pause, ein Urlaub oder einfach nur weniger Arbeit den Zustand deutlich verbessern können, helfen bei Burnout meist die normalen entspannenden Maßnahmen nicht mehr, um das Allgemeinbefinden zu verbessern.

Wie Burnout-gefährdet sind Sie?

Mit der Beantwortung dieser Fragen können Sie feststellen, ob Sie eine Tendenz zu Burnout haben. Es handelt sich hierbei um keinen wissenschaftlichen Test, sondern um eine Auswahl von Symptomen, die Menschen mit Burnout angeben.

	Ja	Nein
1. Ist es Ihnen unmöglich, abends noch abzuschalten? Grübeln und denken Sie viel nach und drehen sich dabei Ihre Gedanken immer wieder im Kreis?	☐	☐
2. Leiden Sie an Ein- oder Durchschlafstörungen? Ist Ihr Schlaf an mehr als 3 Tagen pro Woche über einen Zeitraum von mindestens 4–6 Wochen gestört?	☐	☐
3. Möchten Sie allen gerecht werden und fühlen sich innerlich total zerrissen?	☐	☐
4. Fühlen Sie sich über- bzw. hyperaktiv, dabei sind Sie öfter unkonzentriert und fangen viele neue Sachen an?	☐	☐
5. Haben Sie das Gefühl, ausgebeutet zu werden und sich nicht dagegen wehren zu können?	☐	☐
6. Sind Sie nicht mehr in der Lage, Grenzen zu ziehen und für Ihre Bedürfnisse zu sorgen?	☐	☐
7. Fällt es Ihnen zunehmend schwerer, sich an Veränderungen anzupassen? Sind Sie weniger flexibel als früher?	☐	☐
8. Fällt es Ihnen schwerer als früher, Entscheidungen zu treffen, oder schieben Sie Ihre Entscheidungen immer weiter hinaus?	☐	☐
9. Können Sie sich mit normalem Schlaf, Freizeit und Urlaub nur noch unzureichend erholen? Fühlen Sie sich dauerhaft erschöpft?	☐	☐

	Ja	Nein
10. Fühlen Sie sich häufig hilf- und hoffnungslos und stellen Sie sich des Öfteren die Frage, wie es weitergehen soll?	☐	☐
11. Benötigen Sie immer mehr Energien, um den Tag bewältigen zu können? Gehen Sie dabei auch ständig an Ihre Reserven?	☐	☐
12. Ist Ihnen schon selbst aufgefallen, dass Sie immer mehr Kaffee, Zigaretten oder Alkohol konsumieren, um den Tag noch bewältigen zu können?	☐	☐

Testauswertung

Zählen Sie zusammen, wie oft Sie mit Ja geantwortet haben:

1–2 Ja-Antworten: Es besteht keine Gefahr für Burnout.

3–4 Ja-Antworten: Sie neigen dazu, ein Burnout zu entwickeln. Nutzen Sie die in diesem Buch beschriebenen Tipps zur Selbsthilfemedikation und führen Sie die Selbsthilfeübungen durch.

5–8 Ja-Antworten: Vielleicht haben Sie ja schon selbst bemerkt, dass Sie etwas ändern sollten. Vieles spricht dafür, dass Sie geradewegs in ein Burnout steuern. Nutzen Sie die in diesem Buch beschriebenen Tipps zur Selbsthilfemedikation und führen Sie die Selbsthilfeübungen durch. Suchen Sie professionelle ärztliche und therapeutische Hilfe auf, je mehr Fragen Sie mit Ja beantwortet haben.

9–12 Ja-Antworten: Lassen Sie sich schnellstmöglich ärztlich und therapeutisch behandeln und beraten. Sie spüren wahrscheinlich schon, dass Sie ausbrennen. Es ist höchste Zeit, etwas zu ändern.
Einen ausführlichen Test finden Sie zum Beispiel unter www.natur-burnout.de

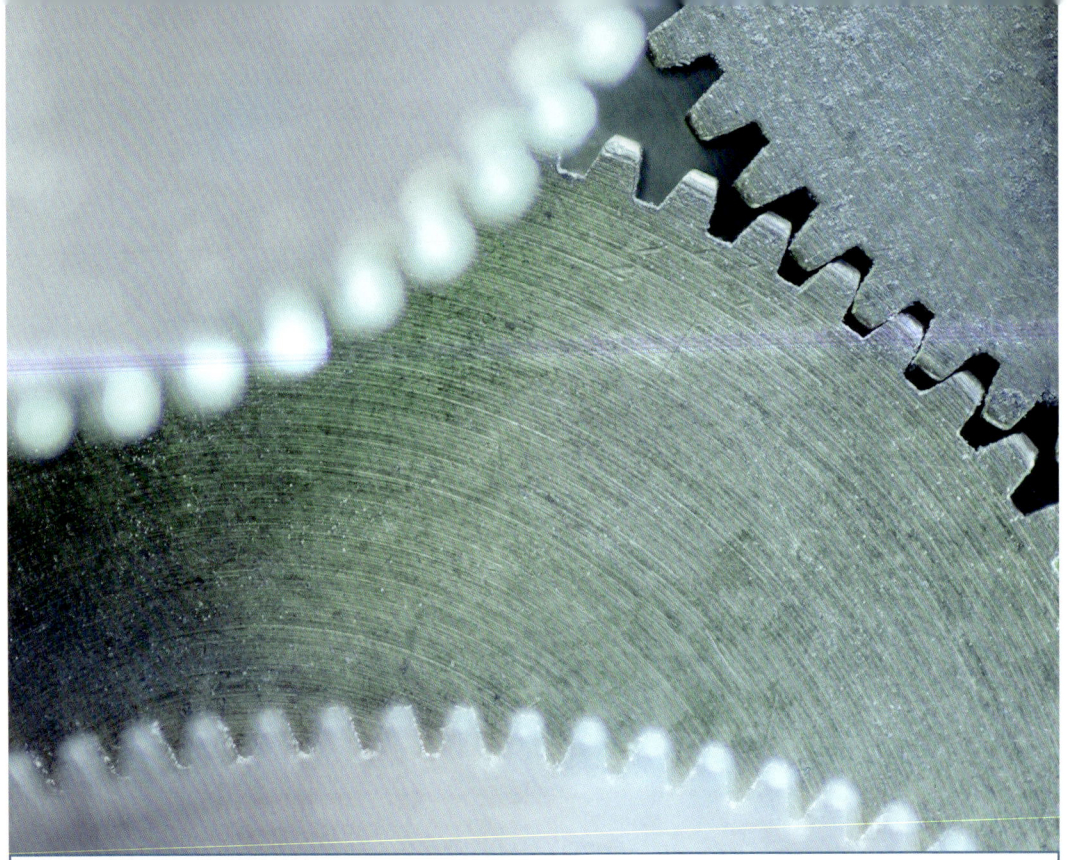

Wie es zu Burnout kommt

Forscher haben aus Tests und Befragungen von Betroffenen über 130 Symptome herausgefiltert und dem Burnout-Syndrom zugeordnet. Es handelt sich um körperliche und psychische Symptome (siehe Seite 14). Zudem gibt es auch eine Vielzahl an Ursachen, die dem Syndrom zugrunde liegen. In der schulmedizinischen Therapie werden die Ursachen eines Burnouts im Wesentlichen im psychischen Bereich gesucht. Die Naturheilkunde versucht, die Ursachen im körperlichen und psychischen Bereich aufzuspüren.

Burnout – Wechselspiel zwischen Körper, Geist und Seele

Krankheiten verändern das biochemische Gleichgewicht in den Zellen. Das wirkt sich auch auf unsere Stimmungslage und seelische Belastbarkeit aus. So können zum Beispiel Antibiotikatherapien oder Nahrungsmittelunverträglichkeiten nicht nur das physiologische Gleichgewicht im Darm verändern, sondern auch zu ausgeprägter Erschöpfung bis hin zur Depression führen (siehe Seite 30, 31). Regulation und Wiederherstellung der individuellen Darmflora ist in diesen Fällen unumgänglich.

Umgekehrt führen ausgeprägte seelische Belastungssituationen, chronische Überforderungen oder einfach nur ständig kritisierende und verletzende Bezugspersonen, Kollegen oder auch Vorgesetzte zu Stress. Und das ist klar: Hauptursache für Burnout ist der immense Stress, dem die Betroffenen ausgeliefert sind. Auf einer Tagung im Jahr 2003 gab die Weltgesundheitsorganisation (WHO) bekannt, dass sie beruflichen Stress zu den größten Gefahren des 21. Jahrhunderts zählt.

SCHLEICHENDER PROZESS
Ein Burnout ist die Folge einer lang andauernden Überbeanspruchung des Nervensystems. Körperliche Reserven sind erschöpft, Mikronährstoff-Depots verbraucht.

Stress – Hauptursache für Burnout

Stress (englisch Druck, Anspannung) bezeichnet einen Zustand der Alarmbereitschaft des Organismus, wodurch dieser sich auf eine vermehrte Leistungsbereitschaft einstellt. Die Folge sind psychische und physische Reaktionen. Der Begriff wurde 1936 von dem Stressforscher H. Selye eingeführt. Er hatte zwischen Eustress als einer notwendigen, positiv erlebten Aktivierung des Körpers und Disstress als belastend wirkender Reaktion unterschieden.

Stress kann durch unterschiedliche körperliche und seelische Reize ausgelöst werden: Wärme, Kälte, Lärm, Verletzungen, Probleme in der Partnerschaft, Überforderung im Beruf, ständiger Zeitdruck, Krankheiten, Schmerzen, Schlafentzug, Verlust eines geliebten Menschen. Ob wir Stress als positiv oder negativ empfinden, hängt vom subjektiven Empfinden ab, eine Situation im Griff zu haben oder nicht. Zusätzlich ist wichtig, ob die aufgebrachte Spannung unser Selbstbewusstsein stärkt oder schwächt, ob wir das Gefühl haben, es zu schaffen oder nicht.

Was bei Stress im Körper abläuft

Viele Menschen leiden über Jahre hinweg an unterschiedlichsten Krankheitsbildern, ohne dass eine organische Ursache festgestellt werden kann. Die Betroffenen klagen zum Beispiel über Erschöpfung, Leistungsabfall, Depressionen, Konzentrations- und Gedächtnisstörungen, Kopfschmerzen, Infektanfälligkeit, Kreislaufstörungen, chronische Entzündungen, Arteriosklerose oder Erkrankungen des Verdauungstraktes – alles Symptome, die auch Burnout kennzeichnen. Hinter diesen scheinbar unerklärlichen Beschwerden steckt häufig der sogenannte Nitrostress (nitrosativer Stress). Der Name geht auf reaktionsfreudige Verbindungen von Stickstoff (chemisch Nitrogenium) zurück (siehe unten).

Wie es zum Nitrostress kommt

Der Stress setzt sich bis in die Ebene der Zellen fort, indem reaktionsfreudige Stickstoffverbindungen im Körper Mineralstoffe, Spurenelemente und Vitamine aufzehren (siehe Info links). Die Folge: Die Kraftwerke der Zellen, die Mitochondrien, werden lahmgelegt, weil wichtige Enzyme, die an der Energiegewinnung in den Mitochondrien beteiligt sind, blockiert werden. Selbst dann noch, wenn der äußere Stress längst überwunden scheint.

Als Folge dieses Prozesses stehen den Zellen nun nicht mehr genügend Vitalstoffe zur Verfügung, um Neurotransmitter wie Serotonin oder Melatonin sowie Aminosäuren wie Tryptophan zu bilden. Dadurch kann zu wenig Energie bereitgestellt werden. In der Folge kommt es zu einem »biochemischen Teufelskreis«, der sich in nahezu allen Zellen des Körpers bemerkbar machen kann. Verständlich also, dass nitrosativer Stress viele Organe und Organsysteme in Mitleidenschaft zieht und unterschiedliche vegetative Begleitsymptome wie Herzklopfen, Antriebsarmut, Schwäche, gereizte Stimmung, veränderte Schlafgewohnheiten, Depression und Burnout verursacht.

FOLGEN DES NITROSTRESSES

Nitrosativer Stress führt zur vermehrten Bildung von Radikalen, aggressiven Stickstoff-Sauerstoff-Verbindungen, die die Zellen des Körpers schädigen können. Der Körper muss sie ständig mithilfe von Antioxidanzien (siehe Seite 120) wie Vitamin C, Zink, Selen etc. neutralisieren. Daher verbraucht er vermehrt diese Stoffe. Weiterhin kommt es zum Abbau und in dessen Folge zum Mangel an diversen Vitaminen (Vitamin C, B_1, B_2, B_5, B_6, Vitamin E, Vitamin D, Folsäure), Mineralstoffen und Spurenelementen (Selen, Magnesium, Zink).

Warum Stress nötig ist

Wenn wir uns bedroht fühlen, schüttet die Hirnanhangdrüse (Hypothalamus) Botenstoffe aus, die über die Blutbahn in die Nebennieren gelangen. In der Nebennierenrinde wird Kortisol gebildet, im Nebennierenmark zeitgleich Adrenalin und Noradrenalin – die Stresshormone.

Biologischer Sinn von Stress

Die Stresshormone Adrenalin, Noradrenalin und Kortisol bringen den Körper in Alarmzustand. Sie bereiten im Körper Veränderungen vor, die anstrengende körperliche Leistung ermöglichen sollen. Die Stresshormone sorgen für erhöhten Blutdruck, verbesserte Durchblutung der Muskulatur, schnelleren Herzschlag, vermehrte Schweißbildung und hohen Blutzuckerspiegel. Außerdem steigt die Körpertemperatur, die Atmung beschleunigt sich. Diese automatisierten Reaktionen unseres Organismus stammen noch aus der Zeit unserer Vorfahren. Früher wurden die bereitgestellten Ressourcen dann sofort durch natürliche Reaktionsweisen wie Angriff oder Flucht verbraucht.

Auch heute noch reagiert der Körper auf Belastungen mit der Bildung von Stresshormonen. Sie werden aber in der Regel nicht mehr über körperliche Aktivität abgebaut, sondern weil die Anspannung nachlässt, wenn wir merken, dass die Bedrohung ungefährlich ist. Unsere psychische Anspannung kann gehen, und wir kommen wieder zur Ruhe. Wie schnell die Stresshormone abgebaut werden, hängt von der Stressmenge und -intensität ab.

Gefährliche Auswirkungen von Stress

Eine ernste Gefahr für unsere Gesundheit besteht, wenn wir über längere Zeit kein Entwarnungssignal bekommen. Das ist zum Beispiel der Fall, wenn wir ständig das Gefühl haben, dass wir unsere Arbeit oder privaten Aufgaben kaum schaffen können, das heißt, wenn wir uns überfordert fühlen. Dann ist der Spiegel an Stresshormonen ständig erhöht und wir spüren eine Daueranspannung. Auch wenn wir anschließend zur Ruhe kommen und schlafen oder uns entspannenden Tätigkeiten widmen könnten, kommen wir nicht so einfach von diesem hohen Anspannungsniveau herunter.

Auf Dauer schwächt dieser Zustand unser Immunsystem. Wir sind innerlich so auf Angriff oder Flucht eingestellt, dass das Immunsystem zu kurz kommt. Der Körper hat einfach keine Zeit und Energie mehr für die Abwehr von Krankheiten. Dies kann sich dadurch bemerkbar machen, dass wir gar nicht mehr krank werden, also auch kein Fieber mehr entwickeln, oder ständig anfällig für Infekte wie eine Erkältung oder eine Blasenentzündung sind, weil der letzte Infekt noch gar nicht überwunden ist.

Als weitere Folge der auf Seite 20 beschriebenen Prozesse in den Mitochondrien kommt es zu einer erhöhten Säurebildung in der Zelle und zu einer Verschiebung des Säure-Basen-Gleichgewichts. Was auch erklärt, weshalb wir bei Stress übersäuert sind. Kaffee, Cola, Softdrinks, zu viel Fleisch und Zucker verstärken die Symptomatik noch. Eine basische Kost mit viel Gemüse trägt dagegen zur Verbesserung des Allgemeinbefindens bei.

Wissenschaftlich gesicherte Auslöser für Nitrostress
> starke geistige und psychische Belastungen
> bakterielle und virale Infekte
> nitratreiche Ernährung (geräucherte Lebensmittel, nitratreiche Gemüse, die mit viel Kunstdünger angebaut wurden)
> Medikamente (Antibiotika, Statine/Cholesterinsenker, Nitrate/Blutdrucksenker etc.)
> einseitige kohlenhydratreiche Ernährung
> Umweltgifte (Insektizide, Pestizide oder Lösungsmittel) und toxische Belastungen wie zum Beispiel Amalgamfüllungen, Rauchen, vermehrter Kaffeekonsum

WICHTIG
Bei einem Burnout-Syndrom ist die Energiegewinnung in den Zellen gestört, denn durch chronischen Stress benötigt der Körper wesentlich mehr Stoffe, um die Zellleistung aufrechtzuerhalten. Wer den Körper mit den fehlenden Substanzen (siehe ab Seite 37) versorgt, aktiviert Körperfunktionen und Stoffwechsel, wird mit einer Steigerung der Leistungsfähigkeit belohnt und beugt so zusätzlich einer ganzen Reihe von Erkrankungen vor. Auch die Immunabwehr gegen Infektionen und Tumore ist abhängig von der optimalen Mikronährstoffzufuhr.

Therapie des nitrosativen Stresses
Diagnostik und Therapie werden häufig von naturheilkundlich arbeitenden Ärzten durchgeführt. Ein Urintest unter anderem auf Citrullin verrät, ob Nitrostress eine mögliche Ursache für die Beschwerden ist, denn diese Aminosäure entsteht dann vermehrt.
Vitamine (B_1, B_2, B_3, B_5, B_6, C, E, D, A), Mineralstoffe (Kalium, Magnesium, Kalzium, Zink, Selen, Kupfer, Mangan), Fettsäuren (Omega-3-Fettsäuren), Aminosäuren wie Cystein, Carnitin, Coenzym Q10, Tryptophan und besonders Glutathion sollten parallel zu einer gezielten Anwendung von pflanzlichen Präparaten aus Chlorellaalgen und Bärlauch eingesetzt werden.

Burnout durch Mangel an Vitalstoffen

Burnout ist immer auch eine Reaktion auf den erhöhten Verbrauch der Vitalstoffe durch körperlichen Raubbau. Langfristig führt dies zum Versiegen der Energiequellen – wie bei einem ausgelaugten Acker, der nach zu intensiver Bewirtschaftung keinen Ertrag mehr bringt. Deshalb ist ein ausgewogenes Verhältnis zwischen Aufnahme und Verbrauch der benötigten Vitalstoffe (Vitamine, Mineralstoffe, Aminosäuren) so wichtig. Denn hat der Körper zu wenig dieser Stoffe, kann dies relativ schnell zu einem Leistungsabfall führen. Kurzfristig ist eine Zufuhr der fehlenden Vitalstoffe über Präparate sinnvoll, um Defizite auszugleichen, langfristig sind jedoch die nötigen Ruhepausen ökologischer, weil durch das entschleunigte Leben weniger Vitalstoffe verbraucht werden und der Körper regenerieren kann.

Mangel an Vitaminen und Mineralstoffen

In jeder unserer 80 Billionen Körperzellen laufen ständig mehrere Milliarden biochemischer Reaktionen ab. Damit sie reibungslos funktionieren können, braucht der Körper unter anderem Vitamine und Mineralstoffe (siehe rechts). Der Haken dabei: Unser Organismus kann einige davon nicht selbst oder nicht ausreichend produzieren und ist daher von einer Versorgung durch eine ausgewogene Ernährung abhängig.

Das Fehlen von Vitaminen und Mineralstoffen beeinträchtigt diese biochemischen Prozesse und setzt die Funktion von Körper und Gehirn herab. Nervliche Anspannung, Stress und Anstrengung erhöhen zusätzlich den Bedarf an diesen Stoffen. Verschiedene Faktoren, wie hohe körperliche Belastung oder winterliches Klima, regulieren deren Bedarf. Wer sie nur ungenügend zuführt, riskiert auf Dauer einen starken Mangel mit körperlichen und seelischen Beeinträchtigungen, die vielleicht als Depression, Angststörung, chronisches Müdigkeitssyndrom oder auch als Burnout diagnostiziert werden. Stellen Sie sich die einzelne Zelle als Teil eines biochemischen Kraftwerks vor, bei dem die Energiegewinnung immer nur so stark und effektiv ist wie der schwächste Anteil im Gesamtsystem.

AUF AUSGEWOGENE ERNÄHRUNG ACHTEN
Schon allein ein Mangel an Vitalstoffen, zum Beispiel an Vitamin C und D oder Mineralstoffen wie Eisen, Magnesium, Zink oder Selen, kann zu einem Burnout führen.

TIPP

Aminosäuren sind für den Aufbau der Botenstoffe des Gehirns unverzichtbar, also auch für gute Stimmung. Lassen Sie die Konzentration der Aminosäuren im Blut analysieren, wenn Sie häufiger schlecht drauf sind.

Mangel an Aminosäuren

Einige Aminosäuren kann der Körper selbst produzieren, andere nicht. Diese sogenannten essenziellen Aminosäuren müssen über die Nahrung aufgenommen werden. Körperliche Belastung und Stress erhöhen den Verbrauch von Aminosäuren. Wer jetzt nicht genügend Aminosäuren aufnimmt, riskiert einen Aminosäuremangel, der sich in Erschöpfung bemerkbar machen kann. Die meisten Aminosäuren sind für Energiegewinnung, Leistungsfähigkeit, guten Schlaf und positive Stimmung verantwortlich (siehe unten).

Aminosäuremangel verschlechtert die Regeneration nach dem Sport und führt zu Haut- und Haarproblemen, Müdigkeit, Konzentrationsschwäche und depressiver Verstimmung.

Über weitere Vitalstoffe, an denen es dem Körper bei Burnout mangelt, lesen Sie ab Seite 50.

Wichtige Aminosäuren und ihre Rolle im Organismus

> Asparagin, Cystein: Der Körper benötigt sie für einen guten Energiestoffwechsel.
> Glutamin: Diese Aminosäure ist das Energiesubstrat für die Immunzellen und die Darmschleimhaut.
> Tryptophan: Die Aminosäure ist ein Baustein des Hormons Serotonin und damit wichtig für die gute Stimmung.
> Tyrosin: Es ist Ausgangssubstanz für Adrenalin, Noradrenalin und Dopamin (siehe Seite 21, 42). Wir brauchen sie für die geistige Leistungsfähigkeit und gegen Müdigkeit.
> Carnitin: Es ist unentbehrlich für den Energiestoffwechsel; Carnitin transportiert Fettmoleküle in die Mitochondrien.

Bei Mangel Vitalstoffe zuführen

An einem Beispiel (siehe Grafik rechts) soll verdeutlicht werden, wie wichtig die ausreichende Zufuhr von Vitaminen, Mineralstoffen und Proteinen für Konzentration, Stimmung

GU-ERFOLGSTIPP

GUTE LAUNE DURCH TRYPTOPHAN

L-Tryptophan, eine Aminosäure, ist die Vorstufe des Gute-Laune-Hormons Serotonin. Sie ist reichlich in Kakao, Bananen, Ananas, Mangos, frischen Feigen, Walnüssen, Sojabohnen, Erbsen, Tomaten, Fisch und Hafer enthalten. Sie verleiht Schokolade die berühmte positive Wirkung auf die Psyche. Gönnen Sie sich also in schlechten Phasen hin und wieder ein Stückchen Schokolade.

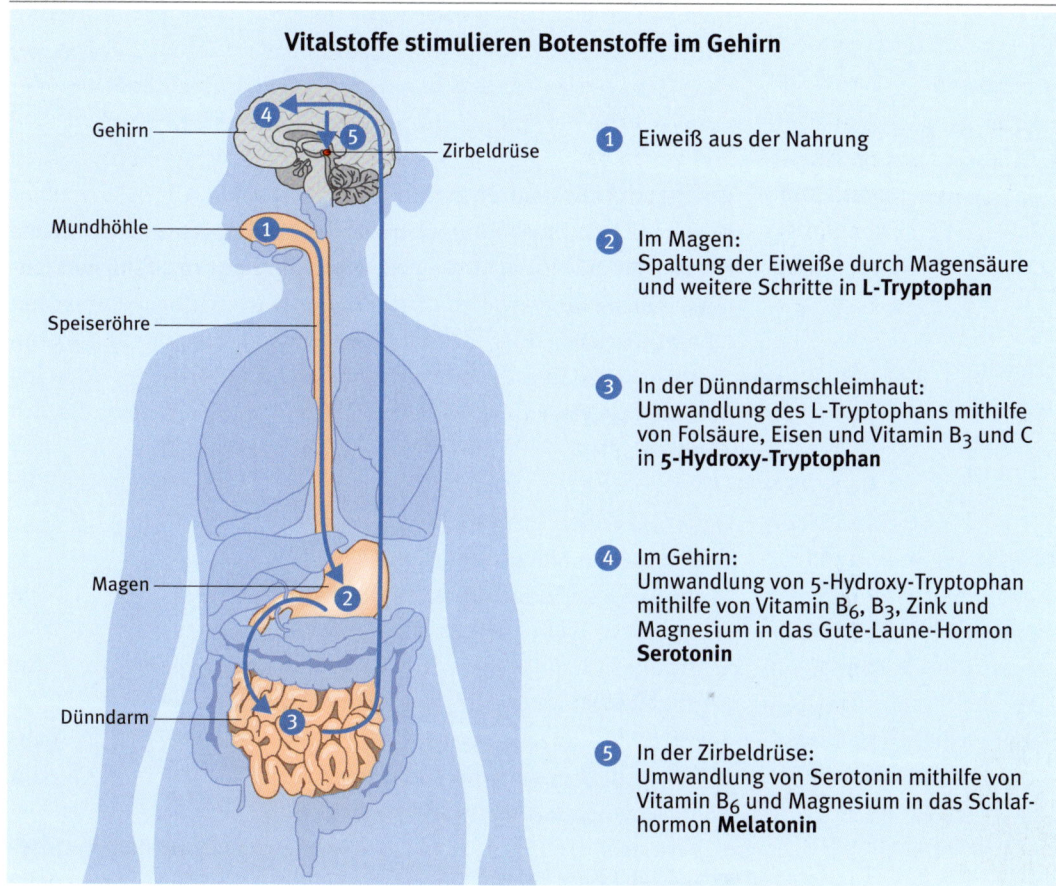

Vitalstoffe stimulieren Botenstoffe im Gehirn

Gehirn

Zirbeldrüse

Mundhöhle

Speiseröhre

Magen

Dünndarm

1 Eiweiß aus der Nahrung

2 Im Magen:
Spaltung der Eiweiße durch Magensäure und weitere Schritte in **L-Tryptophan**

3 In der Dünndarmschleimhaut:
Umwandlung des L-Tryptophans mithilfe von Folsäure, Eisen und Vitamin B_3 und C in **5-Hydroxy-Tryptophan**

4 Im Gehirn:
Umwandlung von 5-Hydroxy-Tryptophan mithilfe von Vitamin B_6, B_3, Zink und Magnesium in das Gute-Laune-Hormon **Serotonin**

5 In der Zirbeldrüse:
Umwandlung von Serotonin mithilfe von Vitamin B_6 und Magnesium in das Schlafhormon **Melatonin**

und guten Schlaf ist. Wenn an einer Stelle der Produktion die Versorgung nicht gewährleistet ist, kann es zu Depression, Erschöpfung und Schlafstörungen kommen.

Burnout als Folge einer Nebennierenschwäche

In den Nebennieren werden verschiedene Hormone produziert (Seite 21), die besonders für Stressreaktionen zuständig sind. Viele Menschen mit Burnout treiben sich immer mehr an. Sie geben dem natürlichen Müdigkeitsgefühl nicht mehr nach und halten keine

Ruhepausen ein. Durch das vermehrte Ausschütten von Adrenalin und anderen Stresshormonen (Noradrenalin, Kortisol) in den Nebennieren fühlen sie sich hellwach. Dafür werden die Nebennieren durch die permanente Überbeanspruchung immer schwächer.

Symptome und Diagnose

Leider wird die Funktionsschwäche der Nebenniere von den meisten Ärzten nicht beachtet, da sie erst bei einem 50- bis 60-prozentigen Ausfall des Gewebes diagnostiziert wird. Jedoch kann schon eine wesentlich geringere Funktionsschwäche Erschöpfungssymptome verursachen. Nach einer längeren Phase erhöhter Aktivität kommt es zur verminderten Produktion von Hormonen, die sich dann vor allem in Erschöpfung und Müdigkeit zeigt.

LAGE DER NEBENNIEREN
Die Nebennieren sind paarige, im Durchschnitt zehn Gramm schwere Hormondrüsen, die wie Kappen auf beiden Nieren sitzen. Sie bestehen aus einer Rinden- und einer Markschicht.

Daran erkennt man eine Funktionsschwäche der Nebennieren
> allgemeines Schwächegefühl
> chronische Müdigkeit mit geringer Energie
> Verlangen nach salzigen Speisen
> geringe Toleranz gegen Stress
> zu niedrige Körpertemperatur mit Frieren
> schlechte Konzentration
> Schwindel bei schnellem Aufstehen
> morgendliche Anlaufschwierigkeiten
> Verlangen nach Kaffee, Cola, Schwarztee, um die Nebennieren anzuregen
> Lichtempfindlichkeit
> Verstopfung oder Durchfall
> Gewichtsverlust

Diagnose: Eine Nebennierenschwäche lässt sich durch die Messung von DHEA (Hormon zur Erhaltung der körperlichen und geistigen Leistungsfähigkeit) und Kortisol (Stresshormon) bei einem naturheilkundlich spezialisierten Arzt im Speichel testen.

Therapie: Durch hoch dosiertes Vitamin C (500 bis 1000 mg pro Tag), Vitamin B5 (Einnahme über ein Vitamin-B-Komplexpräparat) und Magnesium (600 mg pro Tag) lassen sich die Nebennieren stärken.

Mikronährstoffe – wichtiger Aspekt bei Burnout

In der Praxis hat sich gezeigt, dass ein Burnout häufig mit Mangelzuständen von Mikronährstoffen einhergeht und daher die Versorgung mit diesen Stoffen besonders beachtet werden sollte. Allerdings bedeutet dies im Umkehrschluss nicht, dass jeder Mikronährstoffmangel auf ein Burnout hinweist. Lassen Sie durch eine Blutuntersuchung feststellen, ob ein Mangel besteht.

Vitalstoffe im Blut analysieren

Bei einer individuellen Therapie werden dem Stoffwechsel genau die Stoffe in der richtigen Menge wieder zugeführt, die momentan fehlen. Dies ist die effektivste Form der Mikronährstofftherapie. Über eine Blutanalyse wird die Konzentration der Vitalstoffe gemessen. Bei der sogenannten Vollblutanalyse müssen die festen und flüssigen Bestandteile des Blutes getrennt werden. Da sich die meisten Mineralstoffe in den roten Blutkörperchen (feste Bestandteile) befinden, ist diese Vollblutuntersuchung aussagekräftiger als eine Untersuchung im Serum (flüssiger Bestandteil). Ausgeprägte Mangelzustände können so schnell identifiziert werden. Leider wird diese aufwendigere Blutuntersuchung nicht von den gesetzlichen Krankenkassen, sondern nur von den Privatkassen übernommen. Wollen Sie die Untersuchung dennoch durchführen lassen, müssen Sie mit Kosten von etwa 240 € rechnen.

Vitalstoffe zuführen

Um die Depots effektiv und schnell aufzufüllen, werden spezielle Präparate mit natürlichen Vitaminen, Mineralstoffen und Aminosäuren empfohlen. Dies gilt vor allem dann, wenn ein ausgeprägter Mangel vorliegt. In diesem Fall zeigt eine alleinige Ernährungsumstellung meist keine schnelle Wirkung. Bei Burnout im Anfangsstadium, wenn die Vitalstoffmängel noch nicht stark ausgeprägt sind, reicht eine gesunde Ernährung zur guten Versorgung des Körpers. Wer die Blutuntersuchung nicht durchführen lassen will, kann ein bewährtes Mischpräparat über 4–6 Wochen einnehmen. Beachten Sie die Dosierempfehlung auf der Packung. Die beiden folgenden Mischpräparate können gut miteinander kombiniert werden. Sie erhalten sie bei der Herstellerfirma Synomed (Seite 123) und über Apotheken.

> Neuro-Mineral® (PZN 1786468): Es enthält Vitamin C, D, E, K, Vitamin-B-Komplex sowie neun Mineralstoffe.
Dosierungsempfehlung: Nehmen Sie morgens und abends je 2 Tabletten.

> Neuro-Amin® (PZN 1786563): Es enthält L-Tryptophan, L-Tyrosin, L-Phenylalanin, Vitamin-B-Komplex, Magnesium.
Dosierungsempfehlung: Nehmen Sie morgens und abends je 1 Tablette.

Beschwerden, die Burnout ähneln

Sie wissen nun, dass bei Burnout häufig mehrere Faktoren zusammenkommen, die zur Ausbildung der vollständigen Symptomatik führen. Wenn Sie meinen, Burnout zu haben, ist es ausgesprochen wichtig, zuerst körperliche Ursachen durch einen Allgemeinarzt, Internisten oder naturheilkundlich arbeitenden Arzt abklären zu lassen, denn es gibt verschiedene Erkrankungen, die ebenfalls mit chronischer Erschöpfung und starker Müdigkeit einhergehen und dadurch leicht mit einem Burnout verwechselt werden können.

Auf den nächsten Seiten werden die wichtigsten Erkrankungen mit Therapieempfehlungen beschrieben, die einem Burnout ähneln. Die Therapie der Erkrankungen sollte jedoch immer durch einen erfahrenen Arzt erfolgen.

Die folgenden wichtigen Erkrankungen sollten bei Burnout ausgeschlossen werden, weil sie gezielt therapiert werden können:

> Funktionsstörungen der Schilddrüse
> Eisenmangel (Seite 37)
> chronische Entzündungen
> Nahrungsmittelunverträglichkeiten und Verdauungsstörungen
> Störungen der Darmflora, etwa durch eine Antibiotikatherapie

Die im Folgenden genannten Erkrankungen werden zwar seltener mit Burnout verwechselt, sollten jedoch ebenfalls ausgeschlossen werden, da eine spezielle Therapie notwendig ist:

> Diabetes mellitus
> Schlafapnoe (Atemaussetzer im Schlaf)
> Störungen der Hirnanhangdrüse
> bösartige Erkrankungen wie Tumoren
> Fibromyalgie (chronischer Muskelschmerz)

Schilddrüsenhormone sind Energiehormone

Die Schilddrüse ist ein sehr wichtiges Organ, denn sie produziert die Hormone Thyroxin und Trijodthyronin, die für Wärmehaushalt, Körpergewicht, Energiegewinnung, Blutdruckregulation und Schnelligkeit unseres Herzschlags verantwortlich sind. Sie hat die Form eines Schmetterlings und liegt etwas unter dem Kehlkopf im vorderen Teil des Halses.

HINWEIS
Auf Diabetes mellitus, Schlafapnoe, Fibromyalgie und bösartige Erkrankungen wird im Weiteren nicht mehr eingegangen.

Die Schilddrüsenhormone veranlassen die Mitochondrien, viele Funktionen in Gang zu bringen. Eine Unterfunktion der Schilddrüse kann mit Erschöpfung, Müdigkeit, Depression, Gewichtszunahme, Muskelschwäche, Wassereinlagerungen und Kältegefühlen einhergehen. Eine Überfunktion der Schilddrüse kann zu Schlafstörungen, Nervosität, Unruhe, Heißhunger und Herzklopfen führen. Unter- wie Überfunktion der Schilddrüse bewirken Symptome, die dem Burnout ähneln.

Diagnose: Eine einfache Blutuntersuchung deckt diese Funktionsstörungen auf. Untersucht werden die Hormone TSH, T3 und T4.

Therapie einer Unter- oder Überfunktion: Sie sollte von einem Arzt durchgeführt werden. Es werden entweder Hormone zur Ergänzung oder Mittel zur Einschränkung der Funktion verabreicht.

Chronische Entzündungen kosten Energie

Chronisch-entzündliche Erkrankungen wie chronische Darmentzündungen, rheumatische Erkrankungen, chronische Zahnwurzelentzündungen oder auch chronische Infekte der oberen Luftwege führen zu einem erhöhten Bedarf an Mineralstoffen und Vitaminen, da Bakterien und Viren die Zellen schädigen und diese Schäden mithilfe der Vitalstoffe repariert werden. Zudem werden bei Infektionen Entzündungsstoffe (Zytokine) freigesetzt, welche die Immunzellen veranlassen, vermehrt Eisen zu speichern. Dieses Eisen fehlt für die Blutbildung. Die Folge: Blutarmut, die den Mangel weiter verschärft. Das Immunsystem ist stark beansprucht und verbraucht deshalb viel Energie, die nicht mehr als Lebensenergie zur Verfügung steht. Dadurch können chronische Entzündungen den Körper auf Dauer stark erschöpfen.

Diagnose: Zuerst gilt es, durch eine Stuhluntersuchung sowie eine Untersuchung des Mineralstoff- und Vitaminhaushalts die Ursache dieser chronischen Infekte zu finden.

Therapie: Eine Infektion kann schulmedizinisch (etwa mit Antibiotika) und/oder naturheilkundlich (mit pflanzlichen Präparaten, Homöopathie) behandelt werden. Wichtige Nährstoffe zur Unterstützung des Immunsystems sind zum Beispiel Zink, Vitamin C, Vitamin B6 und B12.

CHRONISCHE ERSCHÖPFUNG

Sie kann unterschiedliche körperliche Ursachen haben. So resultiert zum Beispiel aus einer chronischen Entzündung starke Müdigkeit und Energiearmut.

Nahrungsmittelunverträglichkeiten und Verdauungsstörungen

Unverträglichkeiten von Nahrungsmitteln haben in den letzten Jahren stark zugenommen. Häufig leiden die Betroffenen an unspezifischen Magen-Darm-Symptomen wie Blähungen mit Völlegefühl, Unwohlsein nach dem Essen, Verstopfung oder Durchfall sowie an Erschöpfung und chronischer Müdigkeit. Manchmal ist nur eine Erschöpfung die Folge. Oft ziehen Unverträglichkeiten weitere chronisch-entzündliche Erkrankungen nach sich wie zum Beispiel Gelenkrheuma, Morbus Crohn oder Colitis ulcerosa.

ALLERGIE – UNVER-TRÄGLICHKEIT
Bei einer Nahrungsmittelallergie bildet das Immunsystem gegen Bestandteile der Nahrung Antikörper. Bei einer Nahrungsmittelunverträglichkeit können Bestandteile der Nahrung aufgrund eines Enzymdefekts nicht richtig zerlegt werden.

Mögliche Ursachen für Störungen des Verdauungssystems

> Fruktose-Intoleranz: Unfähigkeit, den Fruchtzucker aus der Nahrung zu verwerten
> Laktose-Intoleranz: Unfähigkeit, den Milchzucker aus der Nahrung zu verwerten
> Sorbit-Intoleranz: Unfähigkeit, Sorbit (Zuckeraustauschstoff) im Dünndarm zu verwerten
> Histamin-Intoleranz: Unverträglichkeit des mit der Nahrung aufgenommenen Histamins (siehe Seite 121)
> Gluten-Unverträglichkeit: Unfähigkeit, das Gluten (Klebereiweiß im Mehlkörper) zu verwerten
> Nahrungsmittelallergien
> Verdauungsschwäche durch eine geschwächte Bauchspeicheldrüse, etwa als Folge von zu viel Essen, vor allem zu viel Zucker, durch zu viel Stress oder durch toxische Belastung

Folgen der Unverträglichkeiten

Unverträglichkeiten von Lebensmitteln bringen die gesunde Darmflora aus dem Gleichgewicht, weil Fruktose, Laktose und Sorbit nicht abgebaut werden oder es zu überschießenden Immunreaktionen im Darm kommt. Dadurch können Vitalstoffe und Nährstoffe nur vermindert aufgenommen werden. Welche Folgen dies haben kann, konnten Sie auf Seite 23 lesen. Auch die Bildung von Neurotransmittern – den Botenstoffen des Gehirns – wie zum Beispiel Serotonin ist abhängig von einer ausreichenden Aufnahme von Vitalstoffen und deshalb von einer gesunden Darmflora. Menschen, die an Nahrungsmittelunverträglichkeiten leiden, erkranken häufiger an Depression, Burnout und Erschöpfung. Kein Wunder, denn in einem gesunden Darm werden 95 Prozent des gesamten Serotonins gebildet, das einen starken Einfluss auf Stimmung, Leistungsfähigkeit und geistige Energie hat und nicht umsonst Glückshormon genannt wird.

Diagnose: Fruktose-, Laktose- und Sorbit-Intoleranz lassen sich durch einen einfachen Atemtest ausschließen. Histamin-Intoleranz und eine Schwäche der Bauchspeicheldrüse können mithilfe einer Stuhluntersuchung festgestellt werden. Nahrungsmittelallergien (siehe Seite 30) und eine Gluten-Unverträglichkeit können im Blut untersucht werden.

Therapie: Nach gestellter Diagnose sollten unverträgliche Nahrungsmittel gemieden werden. Die Darmflora kann mit Probiotika – Präparaten, die nützliche Bakterien für die Darmflora enthalten – wieder aufgebaut werden.

Fallbeispiel

Sara (30) arbeitete als Juristin in einer großen Kanzlei. Dort war sie einer enormen Arbeitsbelastung mit einem 10- bis 12-Stunden-Tag ausgesetzt. Seit ein paar Monaten schlief sie schlecht, fühlte sich ausgeprägt erschöpft und litt unter zunehmender Energielosigkeit. Zudem funktionierte sie nur noch. Sie war an einem Punkt angekommen, an dem es nicht mehr weiterging. Sie fühlte sich kraftlos, deprimiert und apathisch. Ein Internist hatte vor einer Woche Burnout diagnostiziert und Sara krankgeschrieben.

Als sie zu mir in die Praxis kam, berichtete sie auch von chronischen Durchfällen, die jedoch nur als psychosomatisch eingestuft worden waren. Tests erbrachten verschiedene Unverträglichkeiten, unter anderen eine Fruktose-Intoleranz. Durch die hohe Arbeitsbelastung und die Fruktose-Intoleranz kam es zu Störungen der Darmflora und in der Folge zu Mikronährstoffmangel und gestörter Neurotransmitterbildung mit massiver Erschöpfung. Die Patientin bekam das homöopathische Mittel Pulsatilla, eine Ernährungsberatung und Vitamin B sowie Magnesium.

Zusätzlich zu meiner Therapie empfahl ich Sara ein Coaching, welches sie dankbar annahm, denn trotz effektiver Diagnose und Therapie war sie unzufrieden im Gefüge dieser großen Kanzlei mit den enormen Leistungsanforderungen. Eine berufliche Umorientierung war nötig, um wieder entspannter und glücklicher leben zu können. Während des Coachings wurde ihr der Wunsch nach mehr Autonomie, Selbstbestimmung und Kollegialität immer klarer. Dadurch war sie auch fähig, nötige berufliche Veränderungen zu vollziehen.

Gestörte Darmflora nach Antibiotikatherapie

Viele meiner Patienten, die mit Erschöpfung zu mir in die Praxis kamen, berichteten über längere Antibiotikatherapien, von denen sie sich nie richtig erholt hatten. Die Erschöpfung hatte sich auch nach Absetzen der Antibiotika nicht wieder verbessert. Die Erklärung: Jede Antibiotikatherapie tötet Millionen von Bakterien – sowohl nützliche als auch schädliche – im Darm ab. Wurde zudem ein Breitbandantibiotikum eingesetzt, kommt es wegen der breiteren Wirkung zu noch stärkerer Schädigung der Darmflora.

Im Darm leben unterschiedliche Bakterienstämme, die ein ökologisches Gleichgewicht bilden – die sogenannte Darmflora. Werden einige der Bakterienstämme reduziert, kommt es zur Verschiebung des Gleichgewichts, wodurch in der Folge zu wenig Neurotransmitter wie Serotonin gebildet werden. Es kann dann zu schweren Erschöpfungszuständen, Depression und Abgeschlagenheit kommen. Besonders Breitbandpräparate können diesen Effekt haben.

Etwa 70 Prozent der Abwehrzellen sitzen in der Darmflora. Abwehrzellen zerstören Viren und Bakterien und sorgen so für eine gute Immunabwehr. Sind die nützlichen Mikroorganismen in ausreichender Anzahl vorhanden, kommen Krankheiten nicht zum Ausbruch. Da Antibiotika aber auch die nützlichen Bakterien der Darmflora abtöten, kann es nach deren Einnahme zu gravierenden Störungen des Immunsystems kommen, die sich zum Beispiel in erhöhter Infektanfälligkeit äußern.

Diagnose: Ein einfacher Stuhltest gibt Auskunft über eventuelle Störungen der Darmflora.

WICHTIG
Mit probiotischen Joghurts kann keine Darmsanierung durchgeführt werden, weil die enthaltenen Bifidobakterien nicht vermehrungsfähig sind und sich aus diesem Grund im Darm nicht ansiedeln können.

Therapie: Wegen der Fehlbesiedelung des Darms sollte eine medikamentöse Darmsanierung durchgeführt werden, etwa mit Probiotika (Seite 31).

Fallbeispiel

Helga (55), Psychologin, wurde im Verlauf einer Zahnüberkronung dreimal mit Breitbandantibiotika behandelt. Im Anschluss spürte die Patientin bleierne Müdigkeit, Antriebslosigkeit, depressive Verstimmungen mit Ängsten und Schlafstörungen. Die Schlafstörungen bestanden schon seit einiger Zeit, doch nach der Zahnbehandlung mit Antibiotikatherapie verschlechterte sich die Situation. Ein Psychiater diagnostizierte Burnout und riet zu Antidepressiva und Schlafmitteln.

Als Helga zu mir kam, riet ich zu einer Analyse der Darmflora. Die erbrachte eine starke Fehlbesiedelung des Darms mit krankmachenden Keimen. Die anschließende Mineralstoffanalyse ergab ein Defizit an B-Vitaminen, L-Carnitin, Magnesium und Kalium. Durch eine Darmsanierung mit Probiotika wurde die Fehlbesiedelung behoben, zudem wurden die fehlenden Mikronährstoffe aufgefüllt. Zusätzlich riet ich zu einer klassischen homöopathischen Therapie, um die Selbstheilungskräfte anzuregen. Die Patientin schlief bereits nach zwei Wochen wieder deutlich besser, nach insgesamt vier Wochen hatte sie nach eigenen Aussagen 70 Prozent der Energie zurück, die über Monate verloren schienen.

WICHTIG

Antibiotika sind in bestimmten Fällen notwendig, führen jedoch zu einem Mangel an Folsäure, B-Vitaminen, Vitamin C, Kalium, Kalzium, Magnesium und L-Carnitin. Erschöpfungszustände nach der Therapie sind deshalb keine Seltenheit. Deshalb ist es nach einer Antibiotikatherapie sehr wichtig, auf eine ausreichende Versorgung des Körpers mit Mikronährstoffen durch die Einnahme von Zink, Vitamin C und B zu achten und eine Sanierung der Darmflora mit probiotischen Medikamenten durchführen zu lassen.

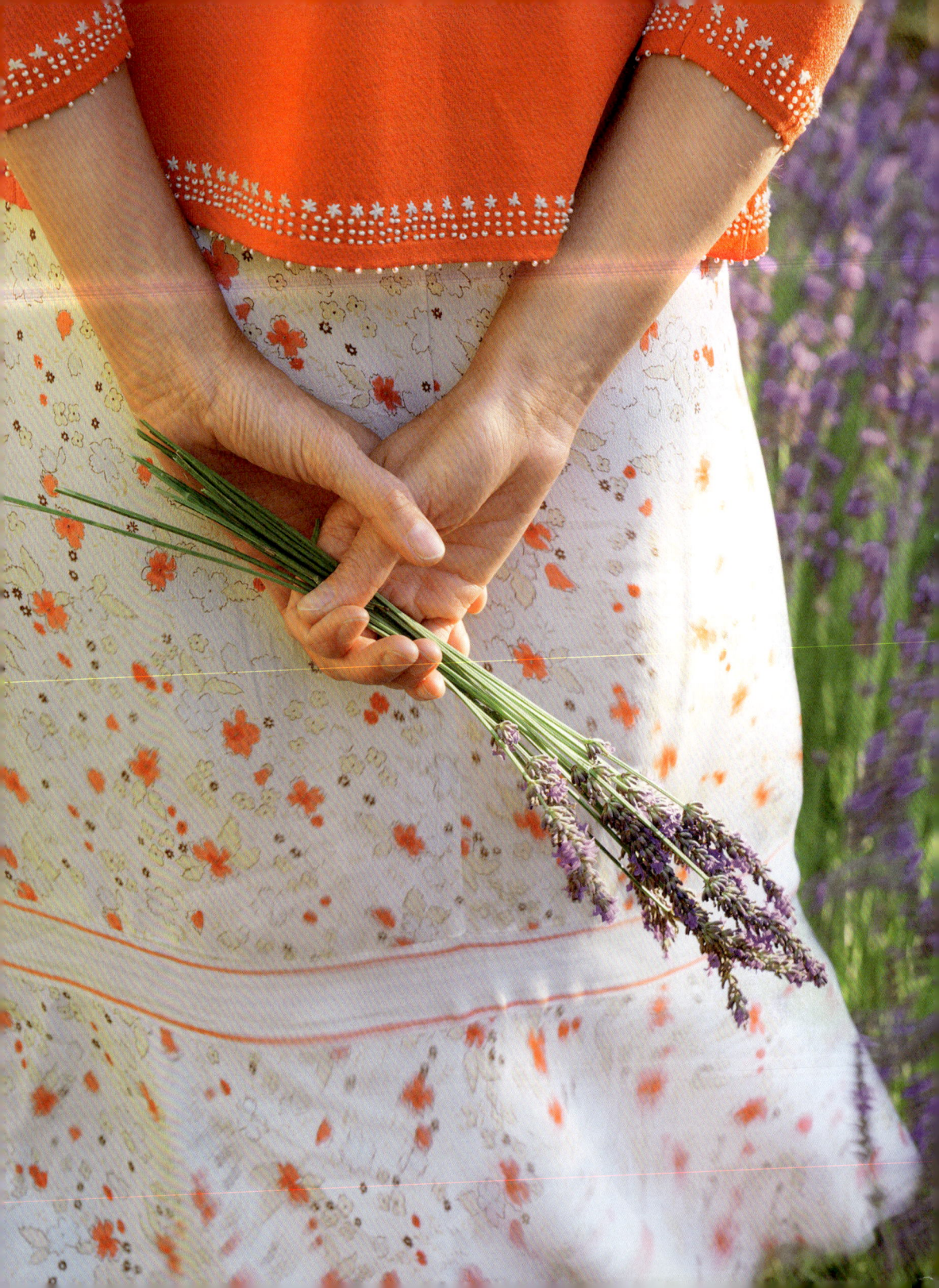

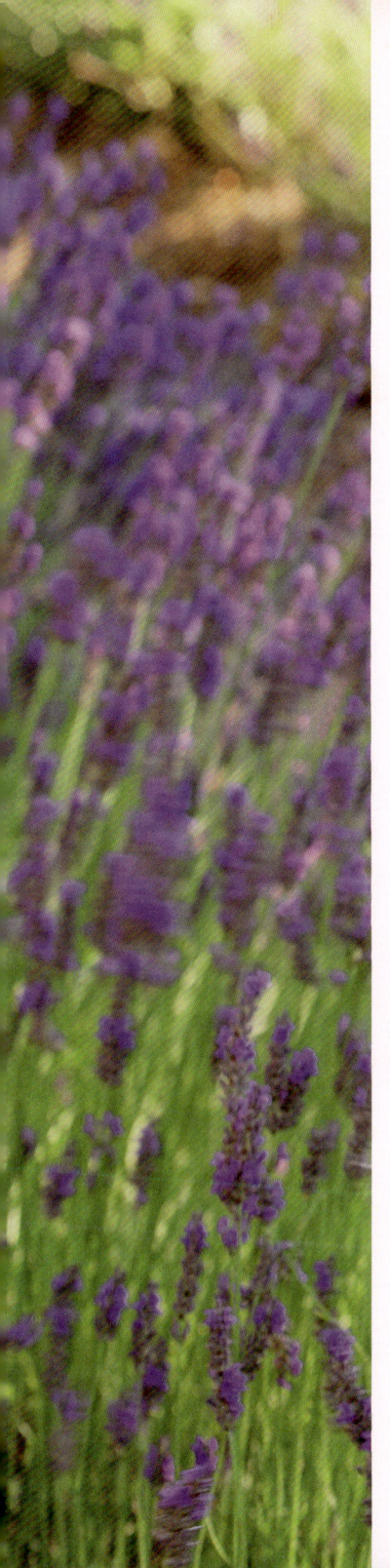

AUS DEM BURNOUT MIT GANZHEIT- LICHER THERAPIE

In diesem Kapitel lesen Sie nützliche Tipps, wie Sie Burnout mit gesunder Ernährung, naturheilkundlichen Methoden und homöopathischen Mitteln selbst behandeln können.

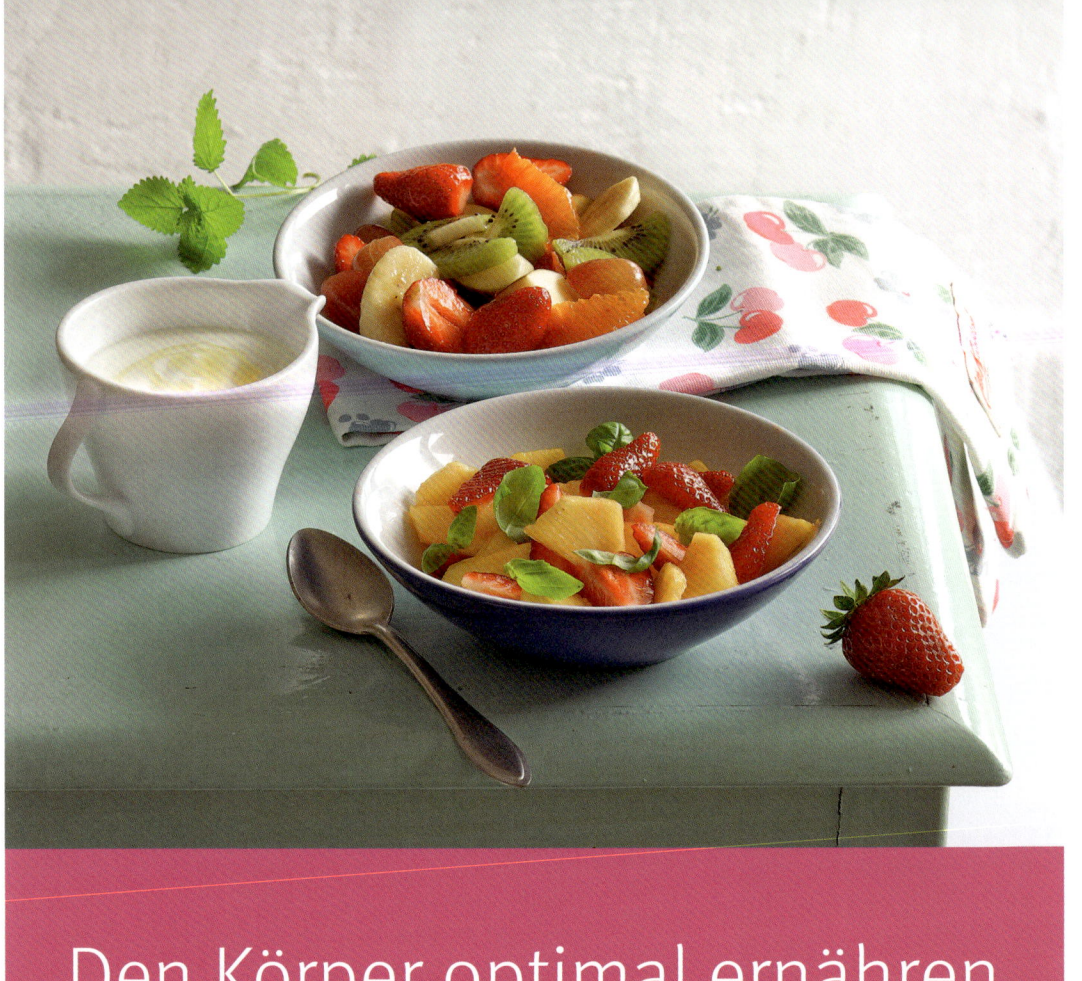

Den Körper optimal ernähren

Im ersten Kapitel haben Sie erfahren, dass Sie mit einer ausgewogenen Ernährung dazu beitragen können, Burnout langfristig zu verhindern oder Ausgebranntsein im Anfangsstadium zu therapieren. Auf den folgenden Seiten lesen Sie, wie Sie sich durch gezielte Ernährung, Nahrungsergänzungsmittel, Heilpflanzen und Heiltees sowie Schüßler-Salze optimal mit den bei Burnout wichtigen Mineralstoffen, Vitaminen und weiteren nötigen Vitalstoffen aus Lebensmitteln versorgen.

Bei Burnout auf die Ernährung achten

Bei Blutuntersuchungen von Burnout-Kranken hat sich immer wieder gezeigt, dass diesen wichtige Vitalstoffe nicht zur Verfügung stehen. Das heißt, ein Mikronährstoffmangel kann zu Burnout führen. Lassen Sie am besten bei Ihrem Arzt Ihr Blut auf die unten genannten Stoffe untersuchen. Ist ein Mangel festgestellt worden, helfen Präparate, ihn zu beheben. Vorbeugend können Sie die Vitalstoffe über die Ernährung zuführen. Allerdings müssen Sie dann wissen, wie viel davon in den Nahrungsmitteln enthalten ist. Bei Burnout besonders wichtig sind:

> die Mineralstoffe Eisen, Magnesium, Selen, Zink
> die Vitamine B, C und D
> die Aminosäure L-Carnitin
> Coenzym Q10 und Omega-3-Fettsäuren

NAHRUNGS-ERGÄNZUNGSMITTEL
Die in diesem Kapitel genannten Präparate stellen nur eine Auswahl dar. Es wird kein Anspruch auf Vollständigkeit erhoben.

Eisen, der Muntermacher

Fehlt dem Körper Eisen, fühlen wir uns müde. Denn Eisen ist unentbehrlich für die Energiegewinnung in den Zellen, da es als Bestandteil des roten Blutfarbstoffs Hämoglobin für den Sauerstofftransport im Blut verantwortlich ist. Dazu muss man wissen, dass in den Zellen Energie durch Verbrennung von Nährstoffen produziert wird. Das dabei entstehende Kohlendioxid wird über das Blut und die Lungen ausgeschieden. Dieser Verbrennungsvorgang wird »innere Atmung« genannt. Außerdem ist Eisen wichtig für die Blutbildung, es unterstützt die Gehirnleistung und ist Bestandteil von vielen Enzymen.

Mangelerscheinungen

Eisenmangel kann durch chronische Entzündungen, starke Menstruationsblutungen oder auch falsche Ernährung, etwa durch den übermäßigen Konsum von Kaffee oder schwarzem Tee, entstehen.

Quellen für Eisen

Die Zahl hinter dem Lebensmittel gibt die Menge an Eisen an, die 100 g davon enthalten.

Bierhefe	17,5 mg
Linsen	8 mg
getrocknete Linsen	6,9 mg
getrocknete Bohnen	6,1 mg
getrocknete Erbsen	5,0 mg
Haferflocken	4,6 mg
Spinat	4,1 mg
Roggen-Vollkornbrot	3,3 mg
Bio-Rindfleisch	3 mg
Weizen-Vollkornbrot	2,0 mg
Lamm, Kalb, Schwein, Geflügel	1,6 mg

TIPP
Neigen Sie zu Nervosität, Gereiztheit, Unlust und Infektanfälligkeit, sollten Sie an einen Eisenmangel denken. Lassen Sie Ihr Blut (Ferritin) untersuchen.

Bei einem Eisenmangel ist man schnell erschöpft, müde, fühlt sich körperlich schwach. Die meisten klagen über Konzentrationsstörungen und eine eingeschränkte körperliche Leistungsfähigkeit.

Natürliche Eisenquellen

Der Organismus ist auf eine kontinuierliche Versorgung mit Eisen angewiesen. Pro Tag sind grundsätzlich 10 bis 15 mg notwendig. Über die in der Tabelle auf Seite 37 genannten Nahrungsmittel können Sie sich einfach mit Eisen versorgen.

Abhilfe bei Eisenmangel

Durch eine Messung des Eisenspeicherwerts (Ferritin) im Blut lässt sich ein Eisenmangel ausschließen. Wurde bei Ihnen ein Mangel nachgewiesen, wird Ihnen Ihr Arzt Eisen verschreiben. Pro Tag sollten aber 15 bis 30 mg nicht überschritten werden.

Unterstützung durch Schüßler-Salze und Heilpflanzen:

> Das Schüßler-Salz Nr. 3 Ferrum phosphoricum unterstützt die Aufnahme und Verwertung von medizinischen Eisenpräparaten. (Näheres zu Schüßler-Salzen lesen Sie auf Seite 41.)

DIE EISENVERSORGUNG OPTIMIEREN

Dem Körper fällt es am leichtesten, Eisen aus Fleisch aufzunehmen. Durch die Zugabe von Säure wie Rotwein oder Essig oder von Vitamin C, etwa aus Zitronen, kann im Darm die Aufnahme von Eisen auch aus pflanzlichen Quellen gesteigert werden. So ist zum Beispiel die Kombination von Rindfleisch in Rotweinsauce oder Müsli mit Obst optimal.
Weiterhin ist bei Eisenmangel zu beachten:

> Vermeiden Sie Kaffee und schwarzen Tee zu den Mahlzeiten, denn sie hemmen die Eisenaufnahme.

> Kalzium verschlechtert die Eisenresorption, deshalb eignen sich Milch und Milchprodukte eher als Zwischenmahlzeit.

> Alle dunklen Beeren wie Johannisbeeren, Brombeeren oder Heidelbeeren sowie Bio-Beerensäfte enthalten viel Eisen und Vitamin C. Sie steigern die Eisenaufnahme messbar und unterstützen die Blutbildung.

> Weitere gute pflanzliche Eisenquellen sind dunkle Gemüsearten wie etwa Kohl, Linsen, Rote Beten; Vollkorngetreideprodukte wie Haferflocken, Roggenbrot; Hirse; Bierhefe.

> Im Präparat Floradix® ist Eisen mit Vitamin C und Kräutern kombiniert, die die Aufnahme von Eisen aus der Nahrung und die Blutbildung unterstützen, etwa Schachtelhalm, Schafgarbe oder Spitzwegerich.
> Brennnesseln haben einen sehr hohen Eisengehalt und wirken daher blutbildend. Bei Eisenmangel sind ein bis zwei Esslöffel Frischpflanzen-Presssaft pro Tag empfehlenswert.

DAUER DER EINNAHME
Wurde bei Ihnen bei allen in diesem Kapitel genannten Vitalstoffen ein Mangel nachgewiesen, sollten Sie die Präparate drei Monate lang einnehmen.

Magnesium – das Antistress-Mineral

Magnesium ist der wichtigste Mineralstoff für innere Ruhe und Gelassenheit. Es beruhigt das angespannte Nervensystem in sehr kurzer Zeit. Magnesium beeinflusst ca. 300 verschiedene Enzyme. Es ist an den meisten Stoffwechselprozessen in Muskeln, Herz und Nerven beteiligt, bei denen Energie in den Zellkraftwerken, den Mitochondrien, produziert wird, indem es die Fettverbrennung fördert. So wird verständlich, dass ein Mensch mit Magnesiummangel über Kraftlosigkeit klagt.

Mangelerscheinungen

Stress und innere Anspannung steigern den Magnesiumbedarf des Organismus sehr stark, denn die Stresshormone wie Adrenalin fördern die Ausscheidung von Magnesium über den Urin. Deshalb sollten Sie bei physischer und psychischer Belastung besonders auf die Magnesiumversorgung achten. Dagegen hemmt zu viel Fett in der Nahrung die Aufnahme von Magnesium. Auch aus phosphatreicher Kost kann Magnesium nicht mehr aufgenommen werden, denn Phosphat ist der Gegenspieler von Magnesium, sodass die Aufnahme behindert wird. Reichlich Phosphat ist nicht nur in vielen alkoholfreien Getränken enthalten. Da in der Landwirtschaft Phosphat als Dünger eingesetzt wird, nehmen wir generell mit Lebensmitteln aus konventionellem Anbau viel Phosphat auf.

Quellen für Magnesium

Die Zahl hinter dem Lebensmittel gibt die Menge an Magnesium an, die 100 g davon enthalten.

Sonnenblumenkerne	420 mg
Hirse	270 mg
Hülsenfrüchte wie Erdnüsse	170 mg
Haselnüsse	156 mg
Haferflocken	139 mg
Weiße Bohnen	133 mg
Dinkelvollkorn	130 mg
Weizenvollkorn	115 mg
Bananen	40 mg

Weitere Ursachen für einen Magnesiummangel können chronische Durchfälle, eine Gluten-Unverträglichkeit, chronische Darmentzündungen, reichliches Schwitzen oder falsche Ernährung mit zu wenig Magnesium-liefernden Nahrungsmitteln sein.

Magnesiummangel geht häufig mit chronischer Müdigkeit, Tinnitus und Kopfschmerzen bzw. Migräne und Herzrhythmusstörungen einher. Da Magnesium die Engstellung der Gefäße beeinflusst, kann ein Mangel zu gefäßschädigenden Entzündungen, Gefäßerkrankungen und Bluthochdruck führen. Zudem fördert Magnesiummangel Allergien, begünstigt Depressionen, Konzentrationsmangel, nervöse Unruhe und Reizbarkeit sowie ein allgemeines Schwächegefühl. Auch ist die Immunabwehr geschwächt.

Natürliche Quellen

Hauptmagnesiumquellen sind Vollkorngetreideprodukte, Nüsse, Hülsenfrüchte, Obst und Gemüse sowie magnesiumreiches Mineralwasser. Der Tagesbedarf von 300 bis 600 mg Magnesium kann mit Hirseflocken- bzw. Haferflockenmüsli gedeckt werden.

Abhilfe bei Magnesiummangel

Bei den meisten Menschen sind die Magnesiumwerte stark erniedrigt. Durch die Einnahme von Magnesiumpräparaten können Sie das innere Wohlbefinden und die körperliche Leistungsfähigkeit deutlich verbessern. 600 mg pro Tag sollten aber auf keinen Fall überschritten werden.

Unterstützung durch Schüßler-Salze:

Das Schüßler-Salz Nr. 7 Magnesium phosphoricum (siehe Seite 41) fördert die körperliche und geistige Ruhe und Entspannung. Die Aufnahme von Magnesium aus der Ernährung wird durch das Schüßler-Salz gefördert. Es kann daher sehr gut mit einem Magnesiumpräparat kombiniert werden. Nehmen Sie Magnesium abends ein. Es beruhigt und verbessert den Schlaf.

Selen – Zellschützer und Leistungsquelle

Selen ist für Stoffwechsel und Immunsystem unverzichtbar. Die Körperzellen werden ständig von freien Radikalen (siehe Seite 121) angegriffen, die Zellwände und -inneres schädigen. Es sei denn, Schutzstoffe wie Selen fangen den aggressiven Angriff ab. Solche Stoffe nennt man Antioxidanzien. In Phasen mit erhöhter psychischer Belastung, die typisch für Burnout sind, werden wesentlich mehr freie Radikale gebildet als sonst. Der Körper benötigt dann auch viel mehr Abwehrstoffe – also zum Beispiel wesentlich mehr Selen. Dadurch schützt uns der Mineralstoff vor Krebs, Herzerkrankungen oder Arthritis.

Selen aktiviert zahlreiche Enzyme, die an der Bildung von Hormonen beteiligt sind, etwa der Schilddrüsenhormone T3 und T4. Es ist enthalten in Plasma-, Herz- und Muskelzellen und verbessert die Muskelkraft und somit die körperliche Leistungsfähigkeit. Außerdem hilft es, Schwermetalle wie Amalgam und Umweltgifte wie Pestizide oder Insektizide im Körper unschädlich zu machen, und wirkt dadurch als Schadstoffentsorger.

Quellen für Selen

Die Zahl hinter dem Lebensmittel gibt die Menge an Selen an, die 100 g davon enthalten.

Kokosnuss	840 µg
Hering	140 µg
Thunfisch	130 µg
Sardinen	85 µg
Vollkornreis	10–70 µg

SCHÜSSLER-SALZE

Schüßler-Salze sind homöopathisch potenzierte (Seite 59) Mineralsalzpräparate. Die Behandlung mit ihnen geht auf den deutschen Arzt Dr. W. H. Schüßler (1821–1898) zurück. Seiner Meinung nach entstehen im Körper Krankheiten, weil die Verteilung der Mineralsalze im Organismus gestört ist. Die Schüßler-Salze greifen hier regulierend ein, indem sie Mineralstoffe an den Ort des Mangels bringen. Schüßler-Salze sind rezeptfrei in Apotheken erhältlich. Sie kosten je nach Packungsgröße 8 bis 15 Euro. Nehmen Sie dreimal täglich 3 Tabletten, am besten vor den Mahlzeiten, ein. Lassen Sie die Tabletten im Mund zergehen.

Mangelerscheinungen

Deutschland gehört wie viele andere europäische Länder zu den Selenmangelgebieten. Durch Selenmangel im Boden enthalten die hier angebauten Nahrungsmittel nicht genügend Selen, um den Körper ausreichend zu versorgen.

Für Burnout-Kranke ist vor allem die aktivierende Funktion von Selen für die Schilddrüsenhormone relevant. Haben wir zu wenig davon, sind wir träge und antriebsarm.

Natürliche Quellen

Damit unser Körper mit Stress, Umweltverschmutzung, giftigen Substanzen und Krankheiten besser fertig wird, muss täglich in ausreichenden Mengen Selen über die Nahrung aufgenommen werden. Fisch ist besonders selenreich. Wer auf die Überfischung der Meere Rücksicht nehmen will, sollte seinen Bedarf an Selen hauptsächlich über Vollkornreis decken (siehe Tabelle Seite 41).

Abhilfe bei Selenmangel

Wenn Sie sich überwiegend mit regionaler Kost ernähren, sollten Sie den Selenspiegel messen lassen und gegebenenfalls Selen zuführen. Empfohlen werden ca. 100 bis 200 µg Selen pro Tag. Nehmen Sie aber Selen nicht zusammen mit Zink oder Vitamin C ein, weil sonst seine Aufnahme gestört werden kann.

Zink für Energie und Immunsystem

Zink ist Bestandteil von Enzymen, die den Eiweißstoffwechsel und die Bildung neuer Zellen regulieren. Dadurch ist es nicht nur am Zellaufbau der Haut, des Bindegewebes, der Knochen und des Blutplasmas beteiligt, sondern auch wichtig für ein gutes Immunsystem. Zudem schützt es die Zellen und die Erbsubstanz (DNA) vor Angriffen durch aggressive Verbindungen (freie Radikale, Seite 121). Das senkt das Risiko von Infekten und Tumoren. Außerdem sorgt es für die geistige Leistungsfähigkeit, denn es steuert die Produktion von Hormonen wie Dopamin und Serotonin, den Botenstoffen des Gehirns. Zink ist zusammen mit Magnesium, Vitamin B_6 und Vitamin C an der Bildung des Glückshormons Seroto-

ZINKRÄUBER

Zigaretten, Alkohol sowie Schwermetalle, wie zum Beispiel Amalgamfüllungen, erhöhen den Zinkverbrauch, da Zink für die Entgiftung im Körper nötig ist.

nin und des Schlafhormons Melatonin beteiligt (siehe Grafik Seite 25). Die Teilnehmer einer Studie der Technischen Universität Berlin von 2010 nahmen über zehn Wochen 7 mg Zink pro Tag ein. Sie berichteten über weniger Ängste und Niedergeschlagenheit, was wahrscheinlich auf die erhöhte Serotoninbildung zurückzuführen ist.

Zink ist auch am Zuckerstoffwechsel beteiligt, denn es ist für die Produktion und Speicherung von Insulin sowie für dessen Wirksamkeit in den Zellen zuständig. Dadurch hat Zink indirekt einen wichtigen Effekt auf die Energiegewinnung in der Zelle, denn Insulin sorgt für den Transport von Zucker in die Zellen, wo er durch Verbrennung mit Sauerstoff in Energie umgewandelt wird und somit zum Beispiel als Muskelkraft und Konzentrationsfähigkeit zur Verfügung steht.

Mangelerscheinungen

Medikamente zur Senkung der Blutfette, Mittel zur Neutralisation der Magensäure, kortisonhaltige Medikamente und die Antibabypille verhindern, dass ausreichend Zink aufgenommen wird. Menschen, die auf die regelmäßige Einnahme dieser Medikamente angewiesen sind, sollten besonders auf eine ausreichende Versorgung mit Zink achten. Durch Zinkmangel kann der Tag-Nacht-Rhythmus gestört sein, weshalb es zu Schlafstörungen kommt. Auch kann der Mangel Depressionen, eine verminderte Leistungsfähigkeit mit Konzentrations- und Gedächtnisschwäche sowie chronische Müdigkeit verursachen.

Natürliche Quellen

Austern und Meeresfrüchte enthalten reichlich Zink. Aber auch über Fleisch und Vollkornprodukte kann man Zink aufnehmen (siehe Tabelle Seite 44).

GU-ERFOLGSTIPP

ZINKAUFNAHME OPTIMIEREN

> Fleisch, Fisch und Vollkorngetreide sind besonders reich an Zink. Für den Körper ist Zink aus Fleisch und Fisch besser verwertbar als Zink aus Pflanzen. Sie können aber die Zinkaufnahme aus Pflanzen unterstützen, wenn Sie Vitamin C und tierisches Eiweiß zu sich nehmen.

> Nehmen Sie ein Zink-Präparat ein, sollten Sie darauf achten, dass es auch Vitamin C enthält, um die Mineralstoffaufnahme zu verbessern.

> Einnahmeempfehlung: 20 bis 25 mg Zink, abends zur Mahlzeit, zum Beispiel 2 Tabletten von Zink10+C.®.

Quellen für Zink

Die Zahl hinter dem Lebensmittel gibt die Menge an Zink an, die 100 g davon enthalten.

Austern	85 mg
Muscheln	16 mg
Leber	6 mg
Hülsenfrüchte	5 mg
Paranüsse	4 mg
rote Fleischsorten wie Rindfleisch	3–4 mg
Vollkornprodukte	3,5 mg

Abhilfe bei Zinkmangel

Die zusätzliche Einnahme von Zink verbessert die Leistungsfähigkeit des Gehirns, denn Zink hilft bei der Herstellung des Glückshormons Serotonin (siehe Grafik Seite 25). So ist Zink für gute Stimmung, guten Schlaf und Ausgeglichenheit verantwortlich. Empfohlen werden circa 25 mg Zink pro Tag.

Unterstützung durch Schüßler-Salze:

Das Schüßler-Salz Nr. 21 Zincum chloratum (Seite 41) regt den Körper zur Aufnahme von Zink an. Das Salz stärkt das Immunsystem und verbessert die Stimmung.

Vitamin-B-Komplex für mehr Vitalität

Landläufig spricht man von Vitamin B, doch streng genommen handelt es sich dabei um kein einzelnes Vitamin, sondern um eine Gruppe von Stoffen, weshalb man vom Vitamin-B-Komplex spricht. Er ist an allen Reaktionen des Energiestoffwechsels regulierend beteiligt und steuert die Nervenstoffwechselvorgänge im Gehirn. Ohne die B-Vitamine brechen die aktiven Nervenbahnen und neurologischen Vorgänge im Körper schnell zusammen. Aufgrund ihres Bezugs zum Nervengewebe einschließlich des Gehirns werden sie auch als »neurotrope« (= auf das Nervensystem einwirkende) Vitamine bezeichnet. Da die verschiedenen Stoffwechselprozesse eng miteinander verknüpft sind, werden für optimale Funktionen alle B-Vitamine benötigt.

Neben Gehirn und Nerven benötigen auch Muskeln, Verdauung, Haut, Haare, Augen und Leber regelmäßig B-Vitamine.

Mangelerscheinungen

Der Mangel an B-Vitaminen ist nach Aussage der Deutschen Gesellschaft für Ernährung (DGE) weit verbreitet. Was leider leicht nachvollziehbar ist, denn B-Vitamine finden sich vor allem in der Randschicht von Getreide, und die wird bei der Verarbeitung häufig entfernt. Weißer Reis oder Weißmehl enthalten deswegen

TIPP

Alle B-Vitamine sind – abgesehen von Vitamin B_{12} – wasserlöslich. Das Problem: Sie werden schnell wieder ausgeschieden. Führen Sie B-Vitamine deshalb mindestens zweimal täglich zu, wenn bei Ihnen ein Mangel besteht.

Quellen für B-Vitamine

Die Zahl hinter dem Lebensmittel gibt die Menge an dem jeweiligen B-Vitamin an, die 100 g davon enthalten.

Vitamin B	Lebensmittel	Menge in 100 g	Tagesbedarf
B_1	Bierhefe	12 mg	1–1,3 mg
	Weizenkeime	2 mg	
	Erbsen	0,75 mg	
	Vollkorngetreide, nicht erhitzt	0,35–0,46 mg	
	Sojabohnen	0,44–0,99 mg	
B_2	Haferflocken	0,59 mg	1,2–1,5 mg
	Camembert	0,57 mg	
	unpolierter Naturreis	0,41 mg	
	Eier	0,41 mg	
B_5	Hühnerleber	7 mg	10–20 mg
	Makrele	7 mg	
	Thunfisch	7 mg	
	Sonnenblumenkerne	3,7 mg	
	Hühnerei	3,6 mg	
	Vollkorngetreide	1,7 mg	
B_6	Hafer	1 mg	1,6–1,8 mg
	Walnuss	0,9 mg	
	Sardinen	0,8 mg	
	Rind	0,8 mg	
	Huhn	0,8 mg	
	Bio-Leber	0,7 mg	
	Eigelb	0,3 mg	
B_{12}	Bio-Leber	70–80 µg	5–15 µg
	Austern	15 µg	
	Hering	14 µg	
	Rindfleisch	3 µg	
	Käse	bis zu 3 µg	
	Hühnereigelb	bis zu 2,5 µg	
	Bio-Kuhmilch	0,4 µg	
Folsäure	Weizenkeime	0,50 mg	0,2–0,4 mg
	Sojabohnen	0,23 mg	
	Rinderleber	0,22 mg	
	Kichererbsen	0,20 mg	
	Eigelb	0,15 mg	

praktisch keine Vitamine mehr. Auch eine schonende Verarbeitung der Lebensmittel ist keine Garantie für den Erhalt der B-Vitamine, da diese wasserlöslich und sehr instabil sind und durch Hitze,
Lagerung und Konservierung leicht zerstört oder mit dem Koch-
wasser weggeschüttet werden.

Eine ungenügende Versorgung führt zu Erschöpfung, Depression
bzw. depressiver Verstimmung und Schlafstörungen, da B-Vitamine an der Bildung von Botenstoffen des Gehirns wie Serotonin
und Melatonin maßgeblich beteiligt sind (siehe Seite 44). Auch
alle Funktionen des Gehirns wie Konzentration oder Gedächtnisleistung sind von einem Mangel betroffen.

Natürliche Quellen

Unser Bedarf an B-Vitaminen ist nicht konstant, sondern von der
jeweiligen körperlichen und nervlichen Beanspruchung abhängig.
Das macht die ausreichende Versorgung nicht gerade einfacher.
Essen Sie regelmäßig Eier, Leber und Vollkorngetreide, dann nehmen Sie alle B-Vitamine auf. Eine Alternative sind Bierhefetablet-
ten, die natürliches B-Vitamin sowie viele weitere Mineralstoffe
enthalten (siehe auch Tabelle Seite 45).

Abhilfe bei Vitamin-B-Mangel

Nehmen Sie B-Vitamine immer als Vitamin-B-Komplex ein, also
eine Kombination aus den Vitaminen B_1, B_2, B_5, B_6 und B_{12} sowie
Folsäure. Den Tagesbedarf ersehen Sie aus der Tabelle auf Seite 45.
B-Komplex-Präparate enthalten in der Regel den empfohlenen
Tagesbedarf an B-Vitaminen, sodass Sie nach Packungsbeilage do-
sieren sollten.

Mit Vitamin C resistent gegen Stress

Allgemein bekannt ist, dass Vitamin C das Immunsystem stärkt
und den Körper weniger anfällig für Infekte macht. Viele Studien
haben die positive Wirkung von Vitamin C bei zahlreichen Erkrankungen bestätigt. Durch seine antioxidative Wirkung schützt
es die Körperzellen vor der Schädigung durch freie Radikale. Da
Vitamin C die Aufnahme von Eisen fördert, unterstützt es die

Energiegewinnung in den Zellen (siehe Seite 37) und steigert die Fettverbrennung. Außerdem ist es an der Produktion vieler Hormone beteiligt, unter anderem der Hormone der Nebennierenrinde (siehe Seite 21).

Doch Vitamin C kann noch mehr: Im Jahr 2010 untersuchten kanadische Ärzte in Montreal die Wirkung von 1000 mg Vitamin C täglich und stellten dabei eine deutliche Verbesserung der Stimmungslage fest. Dies ist durch die vermehrte Bildung von Neurotransmittern wie Serotonin zu erklären.

Vitamin C mildert Stressreaktionen ab, da es dazu beiträgt, dass Stresshormone schneller abgebaut und weniger gebildet werden.

Mangelerscheinungen

Eine unzureichende Vitamin-C-Versorgung oder ein erhöhter Verbrauch etwa durch eine Infektion machen sich durch schnellere Erschöpfung mit verzögerter Erholung und durch reduzierte Stresstoleranz bemerkbar. Vitamin C, hoch dosiert eingenommen, vermindert die körperlichen Stressreaktionen. Wir brauchen mehr Vitamin C, wenn wir Stress haben. Das ergab 2011 eine Studie mit 120 Teilnehmern an der Universität Trier. Unter Stress steigt der Blutdruck an. Bei einer dreimaligen Gabe von 1000 mg

GU-ERFOLGSTIPP   BEWUSST ESSEN

Es ist nicht nur wichtig, was wir essen, sondern auch wie wir essen. Gerade unter Zeitdruck neigen wir dazu, Speisen nur schnell hinunterzuschlingen oder sie einfach nebenher zu essen. Dabei ist ausreichendes Kauen besonders bedeutsam. Denn dadurch werden mehr basische Verdauungssäfte und Enzyme im Speichel gebildet, die zusätzlich einer Übersäuerung vorbeugen und eine optimale Vorbereitung der Nahrung für Magen und Darm bedeuten. Die Nahrung kann dadurch besser verdaut, die Ausbeute der Mikronährstoffe erhöht werden. Außerdem bringt langsames, bewusstes Essen mehr Genuss und Lebensqualität. Essen Sie deshalb langsam und kauen Sie jeden Bissen mindestens 30-mal. In der Regel muss dies geübt und wieder erlernt werden. Gerade Menschen mit Burnout vernachlässigen oft ihre Esskultur.

<table>
<tr><td colspan="2">Quellen für Vitamin C</td></tr>
</table>

Quellen für Vitamin C	
Die Zahl hinter dem Lebensmittel gibt die Menge an Vitamin C an, die 100 g davon enthalten.	
Sanddorn	450 mg
Sanddornbeerensaft	111–664 mg
Hagebutten	250–2900 mg
Kiwi	bis 380 mg
Johannisbeeren	189 mg
Paprika, roh	140 mg
Brokkoli	115 mg

Vitamin C vor der Stressbelastung stieg der Blutdruck weniger stark und er sank auch wieder viel schneller. Die im Speichel gemessenen Konzentrationen an Stresshormonen fielen nach Einnahme von Vitamin C deutlich geringer aus. Daher ist besonders bei Erschöpfung oder Burnout auf eine ausreichende Versorgung mit Vitamin C zu achten.

Natürliche Quellen

Vitamin C ist in Paprika, frischem Sauerkraut, Kohlgemüse, Petersilie, Grapefruit, Zitronen, Orangen, Mandarinen und Kiwis enthalten (weitere Quellen siehe Tabelle links). Besonders viel natürliches Vitamin C (bis zu fünf Prozent) findet man in der Acerolakirsche. Sie ist als Kautabletten, Kapseln oder Saft in Apotheken und Reformhäusern erhältlich.

Abhilfe bei Vitamin-C-Mangel

Vitamin C muss dem Körper regelmäßig zugeführt werden, da keine wesentlichen Reserven gebildet werden können und der Körper es auch nicht selbst herstellen kann. Über die Höhe des Vitamin-C-Bedarfs wird seit Jahren gestritten. Die Deutsche Gesellschaft für Ernährung (DGE) empfiehlt 100 mg pro Tag. Tagesdosen bis zu 5000 mg gelten als unbedenklich, denn Vitamin C ist wasserlöslich und wird über den Urin ausgeschieden, also nicht im Körper gespeichert.

Tagesbedarf bei Burnout sowie bei Stress, Depression und Asthma: 100 bis 400 mg; auch Raucher und Allergiker haben einen erhöhten Bedarf.

Vitamin D – das Sonnenvitamin

Schon lange ist bekannt, dass Vitamin D den Kalzium- und Phosphatstoffwechsel und dadurch den Einbau von Kalzium in die Knochen und Zähne reguliert. Dadurch beugt es Osteoporose (Entmineralisierung der Knochen) vor. Dass es auch vor vielen anderen Erkrankungen schützt, wurde erst in den letzten Jahren erforscht. So konnte 2007 in einer wissenschaftlichen Untersuchung aus Frankreich und Italien, bei der Daten von 57.000 älteren Patienten in ganz Europa verglichen wurden, gezeigt werden, dass Patienten, die regelmäßig Vitamin-D-Präparate einnahmen, eine höhere Lebensdauer und ein deutlich niedrigeres Sterberisiko hatten als Patienten, die kein Vitamin D zu sich nahmen.

Vitamin D aktiviert über 200 wichtige Gene und steuert dabei viele bedeutsame Vorgänge im Körper. Es ist für die Funktion des Immunsystems unverzichtbar und hilft bei der Abwehr von Viren, Bakterien und Pilzen. Auch konnte nachgewiesen werden, dass Vitamin D bei über 30 Krebsformen schützend wirkt. Es steuert die Signalübertragung in den Zellen und ist wichtig für den Nerven- und Energiestoffwechsel. In den Schlüsselregionen des Gehirns befinden sich Vitamin-D-Rezeptoren, die die Signalübertragung und damit die gesamte Gehirnfunktion steuern.

Mangelerscheinungen

In Mittel- und Nordeuropa ist ein Vitamin-D-Mangel weit verbreitet, da wir 80 Prozent des Vitaminbedarfs durch den UVA- bzw. UVB-Anteil im Sonnenlicht bilden und nur 20 Prozent über die Nahrung aufnehmen. Die typischen Zeichen eines Vitamin-D-Mangels ähneln sehr stark einer Burnout-Symptomatik, denn der Mangel geht häufig mit Ein- und Durchschlafstörungen, Nervosität, Konzentrationsstörungen, Abgeschlagenheit und Antriebsschwäche einher. Bei zunehmendem Mangel kommt es zu ausgeprägter Schwäche mit Rückzugstendenzen und Depressionen. Daher sollte bei Burnout auch immer der Vitamin-D-Spiegel gemessen werden.

Natürliche Quellen

Vitamin D wird durch Sonnenlicht in der Haut gebildet. Immer mehr Menschen halten sich aber während der Sonnenstunden in Produktionshallen und Büros auf. Selbst die Mittagszeit

Quellen für Vitamin D

Die Zahl hinter dem Lebensmittel gibt die Menge an Vitamin D an, die 100 g davon enthalten.

Hering	26,0 µg
Lachs	16,3 µg
Sardinen	10,3 µg
Avocado	5 µg

verbringen sie noch in der Kantine. Kein Wunder, dass man bei dieser Lebensweise zu wenig Sonnenlicht abkriegt. Auch schützen sich viele übermäßig vor Sonnenstrahlen mit modernen Sonnenschutzcremes, die eine Vitamin-D-Bildung verhindern. Doch wohl dosiertes Sonnenlicht hält gesund und schützt vor vielen Krankheiten. Vitamin-D-reiche Nahrungsmittel sind vor allem fette Seefische (siehe Tabelle Seite 49).

Abhilfe bei Vitamin-D-Mangel

Der tägliche Bedarf an diesem Vitamin liegt bei 200 bis 400 I.E., wobei »I.E.« Internationale Einheit bedeutet (1 I.E. Vitamin D_3 entspricht 0,025 µg). Vegetarier, Senioren und gestresste Menschen haben einen höheren Bedarf. Eine Blutuntersuchung kann einen Vitamin-D-Mangel aufdecken. Liegt ein schwerer Mangel vor, sollte Vitamin D in Tablettenform eingenommen werden. Hier sind 1000 I.E. täglich empfehlenswert.

L-Carnitin – Energie-Eisenbahn in der Zelle

L-Carnitin ist ein natürlich vorkommender Eiweißbaustein, der eine entscheidende Rolle im Energiestoffwechsel spielt. Der Körper enthält circa 25 Gramm L-Carnitin, die im Wesentlichen in

GU-ERFOLGSTIPP   HÄUFIG: VITAMIN-D-MANGEL BEI BURNOUT

Patienten mit Burnout haben sehr häufig ausgeprägte Vitamin-D-Mangelzustände. Bekannt ist, dass Vitamin D Einfluss auf die Stimmung nimmt und dass Lichtmangel zu Winterdepression führt. Um Depressionen, Erschöpfungszuständen, Schlafstörungen und Konzentrationsstörungen vorzubeugen, sollten Sie deshalb im Winter häufig in der Mittagszeit in die Sonne gehen. Bereits durch eine 20- bis 30-minütige Besonnung der Haut werden etwa 10.000 I.E. Vitamin D gebildet. Verwenden Sie dabei aber weder Creme noch Make-up mit UVB-Filter, um die Vitamin-D-Produktion in der Haut nicht zu verhindern. Sonnen Sie sich jedoch Ihrem Alter und Hauttyp entsprechend. Essen Sie zusätzlich im Winter besonders Vitamin-D-reiche Lebensmittel wie Avocado, Eier, Bio-Leber oder fetten Fisch wie Hering.

Gewebe mit besonders hohem Energiebedarf zu finden sind, zum Beispiel in der Herz- und Skelettmuskulatur. L-Carnitin transportiert Fettsäuren in die Mitochondrien, wo sie verbrannt werden und dem Körper Energie liefern. Die Aufnahme von L-Carnitin fördert also nicht nur die Energiegewinnung und bekämpft Erschöpfung und chronische Müdigkeit, sondern sie unterstützt auch die Gewichtsreduktion.

Mangelerscheinungen

Ein Mangel an L-Carnitin führt zu einem Energiemangel in den Muskelzellen mit verminderter Muskelleistung und zu Müdigkeit. Unterschiedliche Studien konnten den Zusammenhang zwischen den gemessenen L-Carnitin-Werten im Blut und chronischer Erschöpfung nachweisen.

Natürliche Quellen

Wir nehmen L-Carnitin vor allem über Fleisch auf. Auch in Milch und Milchprodukten ist es enthalten.

Abhilfe bei L-Carnitin-Mangel

Zwar kann der Körper L-Carnitin aus Aminosäuren, Niacin, den Vitaminen B_6 und C sowie Eisen selbst herstellen. Doch bei gesteigertem Bedarf durch Stress oder wenn einer der Ausgangsstoffe im Körper nicht ausreichend vorrätig ist, wird zu wenig L-Carnitin produziert. Wir sind also meist auf die Zufuhr von L-Carnitin angewiesen. Es ist in Apotheken und Reformhäusern erhältlich. Empfohlen werden circa 1000 mg L-Carnitin am Tag. Besonders einfach und effektiv sind Trinkampullen.

TIPP für Vegetarier!
Bei fleischarmer Ernährung sowie hoher körperlicher und geistiger Beanspruchung sollten Sie auf eine ausreichende Zufuhr von L-Carnitin in Form von Präparaten achten.

Coenzym Q10 – Powerstoff für Herz, Kreislauf und Leistung

Bei Coenzym Q10, abgekürzt CoQ10, handelt es sich um eine natürliche, körpereigene Substanz, die unter anderem über die Nahrung aufgenommen werden kann. Mithilfe von CoQ10 werden 95 Prozent der gesamten Körperenergie in den Mitochondrien erzeugt. Es unterstützt den Transport von Sauerstoff in die Zellen und ist somit am Energiestoffwechsel in den Mitochondrien beteiligt. Wird die Konzentration an CoQ10 im Herzgewebe durch Einnahme eines Präparates gesteigert, erhöht sich die Anzahl der Mitochondrien. Das Herz kann dadurch über längere Zeit auf höherem Energieniveau bei geringerer Belastung arbeiten.

Mangelerscheinungen

Menschen, die regelmäßig Cholesterinsenker (Statine) einnehmen, leiden fast immer unter einem CoQ10-Mangel, da die Statine die CoQ10-Produktion im Körper hemmen. Dadurch kann es zu Erschöpfungszuständen mit Abgeschlagenheit kommen. In Stresssituationen und bei körperlicher Anstrengung wird mehr CoQ10 verbraucht. Hinzu kommt, dass im Alter die Aufnahme von CoQ10 und dessen Eigenproduktion im Körper deutlich verringert sind.

Ein CoQ10-Mangel führt zu Energiearmut und damit auch zu typischen Symptomen des Burnouts, weil nicht genügend Sauerstoff in die Zellen gelangt. Besonders bei dauerhafter Erschöpfung ist es sinnvoll, ein CoQ10-Defizit auszuschließen, was durch eine Blutuntersuchung festzustellen ist.

Natürliche Quellen

In Eiern, Fleisch und Fisch ist besonders viel Coenzym Q10 enthalten. Der Körper kann es selbst herstellen, braucht hierzu jedoch Hilfsnährstoffe wie B-Vitamine, Folsäure und Niacin.

Abhilfe bei CoQ10-Mangel

Zwar kann der Körper CoQ10 selbst herstellen (siehe oben), doch die Produktion sinkt im Alter kontinuierlich. Durch die gezielte Aufnahme des Coenzyms kann die körperliche Leistungsfähigkeit deutlich gesteigert werden. Die Deutsche Gesellschaft für Ernährung schätzt den Bedarf von Gesunden auf 15 bis 30 mg. Bei Burnout empfiehlt sich eine tägliche Zufuhr von 50 bis 200 mg. Nehmen Sie zweimal täglich je 100 mg ein.

Omega-3-Fettsäuren – gesundes Fett

Omega-3-Fettsäuren (siehe unten) kommen hoch konzentriert in Pflanzenölen und frischem Fisch vor. Sie sind für den Aufbau und die Funktionen von Körperzellen lebensnotwendig, außerdem verbessern sie Stimmung, Leistungsvermögen und Konzentrationsfähigkeit und beugen Erschöpfung und Depressionen vor.

Mangelerscheinungen

Viele Studien zeigen Zusammenhänge zwischen einem Mangel an Omega-3-Fettsäuren und einer Störung des Gemütszustands. So konnten 2007 die New Yorker Wissenschaftler L. Buydens-Branchey und M. Branchey in einer Studie an 55 gesunden Erwachsenen nachweisen, dass eine Erhöhung der Verzehrmenge von Omega-3-Fettsäuren zu einer Vermehrung der grauen Substanz (Rindenschicht des Gehirns, sie besteht aus Nervenzellen) in denjenigen Hirnregionen führte, welche die Gemütszustände steuern. Ihrer Meinung nach könnten auf diesem Wege die beobachteten positiven Effekte von Omega-3-Fettsäuren auf Gedächtnis und Stimmung erklärt werden.

UNGESÄTTIGTE FETTSÄUREN

Ungesättigte Fettsäuren sind wichtig, weil sie unter anderem die Zellwände stabilisieren, entzündungshemmend wirken und die Blut- und Sauerstoffversorgung der Gewebe positiv beeinflussen. Nehmen wir sie nicht ausreichend mit der Nahrung auf, können auch Depressionen, Gemütserkrankungen oder Aufmerksamkeitsstörungen die Folge sein. Besondere Bedeutung haben die Omega-3- und Omega-6-Fettsäuren. Da sie der Körper nicht selbst herstellen kann, müssen sie über die Nahrung aufgenommen werden. Sie heißen deshalb auch essenzielle Fettsäuren. Damit ihr gesundheitsfördernder Aspekt zum Tragen kommen kann, müssen sie in einem bestimmten Verhältnis im Körper vorkommen. In der naturbelassenen Nahrung der Steinzeitmenschen (und der Eskimos) lag das Verhältnis der beiden Fettsäuren noch bei 1:1. Die heutige Nahrung in den Industrieländern weist allerdings eine so geringe Omega-3-Fettsäure-Menge auf, dass ein Verhältnis von Omega 3 zu Omega 6 von 1:10 bis 1:20 vorliegt. Als gesund gilt heute ein Verhältnis von 1:3.

GU-ERFOLGSTIPP LEINDOTTERÖL

Bei Erschöpfung sollten Sie auf eine ausreichende Zufuhr von Omega-3-Fettsäuren achten. Neben fetten Fischarten gewährleisten hochwertige, kalt gepresste Omega-3-Pflanzenöle eine optimale Versorgung mit diesen Vitalstoffen.
Besonders empfehlenswert ist Leindotteröl, das aus den Samen der Pflanze Leindotter (*Camelina sativa*) gewonnen wird. Es enthält 40 Prozent Omega-3-Fettsäuren. Durch seinen fruchtig-milden, aromatischen Geschmack, der nicht so bitter ist wie Leinöl, lässt es sich wunderbar im Salat, in Pesto und in der kalten Küche verwenden. In Frankreich ist es als Gourmetöl bekannt. Leindotteröl kann sowohl in Bio-Läden als auch im Internet bezogen werden (siehe Adressen Seite 123).

In den Industrieländern ist die Ernährung durch einen Mangel an Omega-3-Fettsäuren geprägt, da zu viel Fastfood und gesättigte Fettsäuren verzehrt werden.

Natürliche Quellen

Einem Mangel an Omega-3-Fettsäuren kann man leicht vorbeugen, wenn man in der Ernährung auf Lebensmittel achtet, die reich an Omega-3-Fettsäuren sind. Dazu gehören neben fetten Meeresfischen wie Makrele, Hering, Lachs oder Sardellen auch hochwertige Pflanzenöle aus Leindotter, Lein und Raps.
Das Verhältnis von Omega-3- zu Omega-6-Fettsäuren wird im Blut gemessen. Am besten ist ein Verhältnis von 1:3 (siehe Info Seite 53).

Abhilfe bei Omega-3-Fettsäure-Mangel

In Apotheken und Reformhäusern erhalten Sie Fischöl- oder Leinöl-Kapseln (Dosierung nach Packungsbeilage). Wenn Sie die Fischöl-Kapseln nicht vertragen, können Sie auf Leindotteröl ausweichen. Nehmen Sie morgens und abends je 1 Teelöffel ein.

Bio-Food bringt Energie in den Alltag

Naturbelassene Lebensmittel versorgen uns besser mit den nötigen Mineralstoffen und Vitaminen als konventionelle Nahrungsmittel oder gar Fertigprodukte. So wird zum Beispiel beim Raffinieren von Mehl die Randschicht des vollen Korns entfernt. Durch dieses industrielle Verfahren gehen circa 70 bis 80 Prozent der Mineralstoffe und Vitamine verloren. Kalzium, Magnesium, Kalium, Selen, Zink, Eisen, Chrom, Mangan und viele weitere Stoffe sind nur noch bis zu 75 Prozent enthalten. Das heißt, Auszugsmehl liefert vor allem leere Kohlenhydrate und hat kaum einen Nutzen für den Körper. Um diese Kohlenhydrate überhaupt verarbeiten zu können, werden sogar noch Mineralstoffe und Vitamine aus den Körperdepots benötigt, sodass der Mangel weiter zunimmt.

In biologisch angebauten Lebensmitteln finden sich durch verantwortungsvolle Düngung und Schädlingsbekämpfung weniger Schadstoffe. Zudem wird der Körper nicht mit Schwermetallen und Phosphaten belastet. Er dankt es, denn die Entsorgung von Pestiziden und chemischen Düngemitteln würde im Körper kostbare Mineralstoffe verbrauchen.

BIOLOGISCHE FISCHZUCHT

Fetter Fisch, direkt aus dem Meer gefangen, enthält reichlich gesunde Omega-3-Fettsäuren. Da jedoch die Weltmeere bereits extrem überfischt sind, sollte der Fischkonsum nicht noch weiter ausgeweitet werden. Stattdessen kann man Fisch aus Zuchten kaufen. Achten Sie aber auf Bio-Ware. In der biologischen Fischzucht werden die Fische in ausreichend großen Becken ohne Zusatz von chemischen Stoffen gezüchtet, deshalb produzieren sie in ihrem Gewebe immer noch Omega-3-Fettsäuren, im Gegensatz zu ihren Artgenossen aus konventioneller Zucht.

Power-Haferbrei zum Frühstück

Hafer spendet bei Burnout Energie durch B-Vitamine und Magnesium – Zimt und Ingwer unterstützen die Verdauung und erwärmen.

Hafer liefert alle Vitalstoffe in optimaler Kombination. Kaum ein anderes Frühstück ist so wertvoll wie ein Haferbrei, da es doppelt so viel wertvolles Eiweiß liefert wie andere Cerealien. Schon in 100 g sind genügend lebenswichtige Eiweißbausteine und B-Vitamine – die beste Nervennahrung. Durch ein warmes Getreidefrühstück bleibt der Blutzuckerspiegel konstant und die Energiereserven sind länger verfügbar.

300 ml Wasser | 2,5 EL Haferflocken | 2 getrocknete Pflaumen | 2 getrocknete Aprikosen | 1 Prise Salz | 2 Prisen Zimt | 2 Prisen Ingwerpulver | 1 EL Joghurt oder saure Sahne | Honig oder Ahornsirup nach Belieben

1 Haferflocken in einer Pfanne ohne Fett bei schwacher Hitze anrösten, dabei ständig rühren. Die Flocken und das klein geschnittene Trockenobst über Nacht in dem Wasser einweichen.
2 Die Mischung unter ständigem Rühren am Morgen aufkochen und bei schwacher Hitze etwa 10 Minuten köcheln lassen.
3 Mit Salz, Gewürzen, Joghurt und Honig abschmecken.

Wer Haferflocken nicht mag, kann auf Dinkel-, Gersten- oder Hirseflocken zurückgreifen. Als Alternative bieten sich fertige Getreideflockenmischungen ohne Zuckerzusatz an.

Omas Kraftsuppe

Die Suppe gleicht den Säure-Basen-Haushalt aus und wirkt dadurch einer Übersäuerung entgegen. Sie versorgt den Körper mit Mineralstoffen und Spurenelementen, vor allem wenn Sie noch Suppenfleisch oder ein Suppenhuhn mitkochen (siehe Erfolgstipp links). Die Suppe kann zwei Tage im Kühlschrank aufbewahrt werden, gefrieren Sie den Rest ein!

4 Liter Wasser | ca. 1,5 kg gemischtes Gemüse (Wurzelgemüse wie Möhren, Gemüse der Saison, auch Gemüsereste, zum Beispiel Petersilienstängel oder Kohlrabiblätter), Getreide, Kräuter | (wer mag) 2 kg Suppenfleisch oder ein Suppenhuhn

1 Das klein geschnittene Gemüse ins kalte Wasser geben und 3 Stunden bei schwacher Hitze köcheln lassen, mit Fleischzusatz circa 2 Stunden länger. Danach das Gemüse entfernen. Wer mag, kann das Fleisch klein geschnitten zur Suppe geben.
2 Die Brühe mit wenig Salz würzen. Sie können auch frischen Schnittlauch oder etwas Petersilie zufügen.
3 Essen Sie zweimal pro Woche 1 Teller Suppe, zum Beispiel vor dem Abendbrot.

GU-ERFOLGSTIPP
KRAFT DURCH SUPPE

Die Bezeichnung »Kraftsuppe« ist kein Zufall. Schon Oma wusste, dass eine gute Suppe Kraft gibt. Durch das Auskochen von Gemüse und Fleisch gehen Mineralstoffe aus den Pflanzen und Knochen in das Suppenwasser über. Diese gelösten Mikronährstoffe kann der Körper optimal aufnehmen, sie stärken aus ganzheitlicher Sicht die Lebensenergie. Essen Sie deshalb regelmäßig, am besten zweimal pro Woche, einen Teller Suppe (Rezept rechts). Wenn Sie keine Zeit haben, die Suppe selbst zu kochen, finden Sie fertige Zubereitungen im Bio-Supermarkt oder Bio-Laden.

Ernährungsempfehlungen bei Burnout

Bei Burnout ist es wichtig, den Körper optimal mit Mineralstoffen, Vitaminen und Nährstoffen zu versorgen. Achten Sie daher auf folgende Empfehlungen. Darin sind auch alle Tipps zur Ernährung in diesem Buch enthalten.

> Wählen Sie beim Einkauf hochwertige Lebensmittel, das heißt, Lebensmittel aus der Region wegen der kurzen Transportwege oder Bio-Lebensmittel, denn diese enthalten meist mehr Vitalstoffe als Produkte aus konventionellem Anbau.

> Essen Sie statt Brot zum Frühstück Getreideflocken, etwa Haferflocken, Hirseflocken oder Mischungen aus verschiedenen Flocken, da sie B-Vitamine, Eisen, Magnesium und Zink enthalten (siehe Seite 55).

> Greifen Sie zu Vollkornprodukten, wie Brot und Nudeln aus Vollkornmehl oder Vollkornreis, denn bei ihrer Zubereitung wurden nicht die Randschichten des Korns entfernt, in denen viele wichtige Mineralstoffe und Vitamine sitzen, die im weißen Mehl entfernt wurden.

> Verwenden Sie natürliche Süßungsmittel wie Agavendicksaft oder Honig statt Kristallzucker, da bei der Herstellung von Letzterem alle Vitalstoffe entfernt wurden.

> Frisch gepresste Obst- und Gemüsesäfte sind reich an Vitalstoffen und gleichen den Säure-Basen-Haushalt aus.

> Trinken Sie regelmäßig mindestens zwei Liter Wasser pro Tag. Greifen Sie am besten zu stillem Wasser, das keine Kohlensäure enthält, denn diese bewirkt eine leichte Säuerung des Körpers. Wenn Sie schnell frieren, ist heißes Wasser ratsam. Auch ein Kräutertee ist geeignet, er sorgt für Abwechslung.

> Essen Sie mindestens einmal pro Woche frischen Fisch, um die Versorgung mit Omega-3-Fettsäuren zu gewährleisten. Stattdessen können Sie auch Omega-3-reiche Öle wie Leindotteröl nehmen, das 40 Prozent Omega-3-Fettsäuren enthält und super schmeckt.

> Ziehen Sie Dinkel dem Weizen vor. Dinkel ist der sogenannte Urweizen, er ist in der Regel mit weniger Pestiziden belastet. Der natürliche Gehalt an Mineralstoffen ist in Dinkel-Vollkornmehl höher als in Weizen-Vollkornmehl.

> Hühnerbrühe oder Rinderkraftbrühe, selbst gekocht oder aus dem Bio-Laden, stärken die Lebensenergie. Sie sind reich an Mineralstoffen, die in wässriger Form sehr gut vom Körper aufgenommen werden können.

> Achten Sie auf eine ausreichende Versorgung mit frischem Obst und Gemüse.

> Tiefkühlgemüse ist eine gute Alternative zu Konserven und besonders im Winter gut geeignet, wenn nur wenig frisches Obst und Gemüse zur Verfügung stehen.

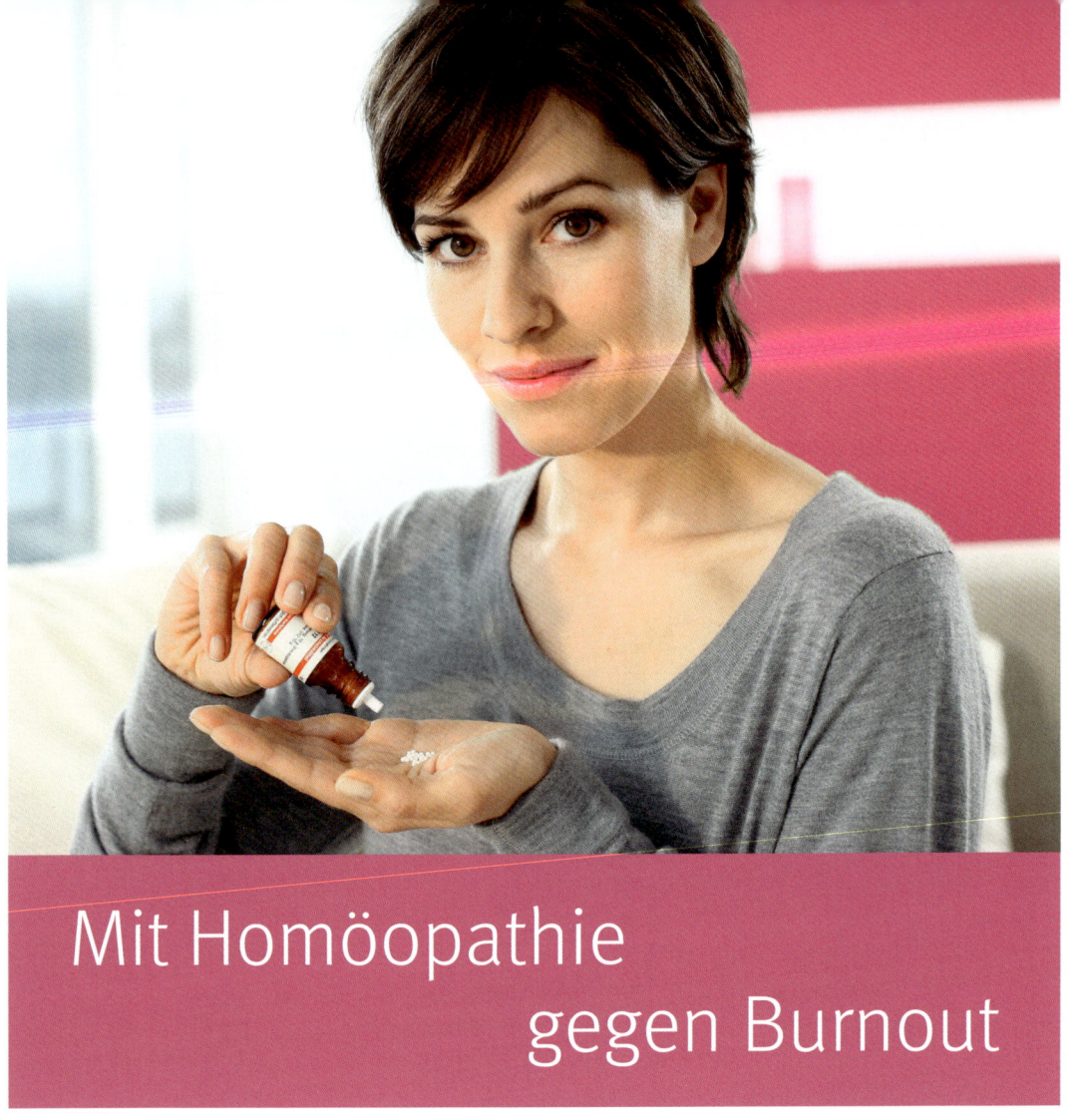

Mit Homöopathie
gegen Burnout

Mit der Homöopathie entwickelte der deutsche Arzt Samuel Hahnemann (1755–1843) eine Heilweise, die den Menschen als Ganzes betrachtet und dabei sanft und nebenwirkungsfrei ist. Homöopathische Mittel enthalten keine speziellen Wirkstoffe gegen bestimmte Symptome oder Krankheiten, sondern sie greifen regulierend in die Körperprozesse ein und aktivieren die Selbstheilungskräfte. In diesem Kapitel erfahren Sie etwas über die Grundprinzipien der Homöopathie und die richtige Mittelwahl.

Ähnliches wird durch Ähnliches geheilt

In diesem Satz steckt die Ähnlichkeitsregel von Samuel Hahnemann. Sie besagt, dass eine Arznei genau die Symptomenkombination heilen kann, die sie hervorruft, wenn ein Gesunder die Ausgangssubstanz einnimmt. Kaffee zum Beispiel wirkt anregend und aufputschend, deshalb kann das homöopathische Mittel aus Kaffee – Coffea – Nervosität, Ruhelosigkeit und Überaktivität heilen. Es wirkt schlaffördernd und beruhigend.

Die Erkenntnisse für die Ähnlichkeitsregel hatte Hahnemann an sich selbst durch seinen Versuch mit Chinarinde ausprobiert. Chinarinde war damals das Mittel der Wahl bei Malaria, und genau die Malariasymptome beobachtete Hahnemann an sich nach der Einnahme. Mithilfe seiner Familie und Freunde testete er verschiedene Mittel und notierte alle Symptome, die die gesunden Personen bei der Einnahme entwickelten, sowohl auf der Geistes-, Gemüts- als auch körperlichen Ebene. So erhielt er die sogenannten Arzneimittelbilder. Behandelte er einen Kranken, suchte er das Mittel, das exakt dessen Symptome abdeckte. Dieses Mittel kann die Beschwerden heilen. Auch heute noch arbeiten die Homöopathen auf diese Weise.

POTENZEN IM BUCH
Außer den D- gibt es weitere Potenzen, etwa C-Potenzen. Bei Letzteren wird in Hunderter-Schritten verdünnt. Für alle in diesem Buch genannten Homöopathika gilt die Potenz D12, da sie sich für die Eigentherapie bei Burnout am besten eignet.

Die Potenzierung

Da viele tierische, pflanzliche oder mineralische Arzneien sehr giftig sind, experimentierte Hahnemann mit stark verdünnten Substanzen. Nach langen Untersuchungen kam er zu dem Schluss, dass sie umso wirksamer wurden, je stärker er sie verdünnte. Daher nannte er diesen bestimmten Verdünnungsprozess Potenzierung. Für eine D-Potenz wird ein Teil der Ursubstanz (etwa Bambus) im Verhältnis 1:10 mit einem Wasser-Alkohol-Gemisch verdünnt und dabei zehnmal rhythmisch verschüttelt. Das Ergebnis ist die Potenz D1. Sie wird dann erneut im Verhältnis 1:10 verdünnt und verschüttelt. Entsprechend der Anzahl dieser Verdünnungsschritte entstehen die Potenzierungsstufen D2, D3, D4 usw. Die Information der Ursubstanz bleibt dabei erhalten, sie wird durch das rhythmische Verschütteln auf das Lösungsmittel übertragen und kann so einen Heilimpuls im Menschen geben.

Selbstbehandlung mit Homöopathika

Mit einem homöopathischen Mittel werden momentane Symptome nicht unterdrückt und dadurch Beschwerden »vertrieben«, sondern es findet eine Stimulierung der Selbstheilungskräfte statt, wodurch eine echte Heilung erzielt wird. Auch wenn die Behandlung nebenwirkungsfrei ist, gilt es Einiges zu bedenken:

Einnahmeempfehlung und Dosierung

> Wählen Sie nur ein Mittel aus, und beobachten Sie seine Wirkung.

> Lassen Sie die homöopathischen Globuli langsam im Mund zergehen, am besten unter der Zunge.

> Während der Einnahme homöopathischer Mittel sollten Sie keine ätherischen Öle wie Menthol, Pfefferminze oder Kampfer benutzen, denn sie behindern oder stören die Wirkung.

> Bei der Eigentherapie können Sie die Mittel in der Potenz D12 einnehmen, und zwar 2-mal 5 Globuli pro Tag.

> Halten Sie immer eine halbe Stunde Abstand zu einer Mahlzeit ein.

> Eine Therapie mit einem Einzelmittel sollte in der Regel nicht länger als 4 bis 6 Wochen erfolgen. Um die Wirksamkeit zu erhalten, sollte nach ca. 3 Wochen Therapie eine Woche Therapiepause folgen, um dann das Mittel erneut für 3 Wochen zu nehmen.

Die Wirkung beurteilen

Wenn das homöopathische Mittel passt,
> fühlen Sie sich energievoller und positiver nach der Einnahme.

> verbessern sich Ihre Beschwerden innerhalb der nächsten zwei Wochen.

Sie sollten die Hilfe eines professionellen Therapeuten in Anspruch nehmen,
> wenn die Beschwerden nach anfänglicher Besserung erneut auftreten.

> wenn sich keine Veränderung Ihrer Beschwerden einstellt.

> wenn es zu keiner langfristigen Verbesserung Ihrer Beschwerden kommt.

Grenzen der Selbstbehandlung

Bei einer Burnout-Symptomatik können homöopathische Mittel den Energiezustand wieder deutlich verbessern. Wenn Symptome durch die eigene Therapie nicht gelindert werden, sollten Sie jedoch einen erfahrenen Homöopathen aufsuchen.

Wichtig

Durch die homöopathischen Mittel werden die Lebensenergie und Regulationsfähigkeit im Körper angeregt. Wenn Sie allerdings weiterhin Raubbau mit Ihren Kräften betreiben, kann auch das beste homöopathische Mittel keine Wunder bewirken. Ausreichende Regeneration ist eine Voraussetzung zur Heilung.

So finden Sie das passende Mittel

Für die Suche nach dem richtigen Mittel ist die Gesamtheit aller Symptome wichtig, das heißt, es werden alle körperlichen, geistigen und seelischen Eigenschaften berücksichtigt. Notieren Sie deshalb alles, was Sie an sich beobachten. Dann vergleichen Sie diese Symptome mit denen, die bei den Mitteln ab Seite 63 genannt werden. Das Mittel mit den meisten Übereinstimmungen zwischen Ihrem Krankheitsbild und dem Arzneimittelbild dieser Substanz (Seite 59) ist das für Sie passende Homöopathikum. Ungewöhnliche Beschwerden können dabei sehr hilfreich sein, um schneller das geeignete Mittel zu finden.

Modalitäten

Eine weitere Hilfestellung auf dem Weg zum richtigen Mittel bieten die sogenannten Modalitäten. Sie beschreiben, durch welche Umstände die Beschwerden besser oder schlechter werden, etwa abends oder morgens, in geschlossenen Räumen oder im Freien oder nach dem Verzehr bestimmter Nahrungsmittel.

Wie wirkt das homöopathische Mittel im Körper?

Die individuell passende Arznei löst Impulse zur Eigenregulation des Organismus aus. Dieser Impuls kann zu einer kurzfristigen Verstärkung der Symptomatik führen, der sogenannten Erstreaktion. Braucht der Organismus zum Beispiel dringend Schlaf, kann es während der Heilreaktion zu extremem Schlafbedürfnis kommen. Diese Regulationsmechanismen sind sinnvoll und für eine Heilung unabdingbar. Sie sollten sie nicht unterdrücken.

Viele Menschen glauben, dass es sehr lange dauert, bis eine Wirkung der homöopathischen Mittel einsetzt. Haben Sie jedoch die passende homöopathische Arznei gewählt, wirkt sie meist prompt und schnell. Grundsätzlich gilt: Je länger eine Symptomatik besteht, desto länger benötigt ihre vollständige Heilung. Dennoch kann man mit dem richtigen homöopathischen Mittel schnell eine Tendenz der Besserung verspüren, das heißt mehr Energie im Alltag oder eine bessere Stimmung. Trifft alles nicht zu, war das Mittel falsch. Dann sollten Sie ein neues Mittel auswählen.

TIPP

Zweifeln Sie nicht sofort an der Homöopathie, wenn die Therapie keine Besserung bringt. Vermutlich haben Sie nicht das passende Mittel gefunden. Lesen Sie die Beschreibungen noch einmal durch.

Therapiebegleitende Anwendung

Homöopathie lässt sich gut mit anderen Therapieverfahren kombinieren. Die Behandlung kann durch Verabreichen von Mikronährstoffen und Aminosäuren ergänzt werden (am besten nach Blutuntersuchung). Wenn Sie zum Beispiel Nux vomica für sich ausgewählt haben, weil Sie nicht einschlafen können, dann können Sie zusätzlich noch einen schlaffördernden Tee mit Johanniskraut, Melisse, Hopfen und Lavendel trinken.

Homöopathische Einzel- und Komplexmittel

TIPP
Falls Ihnen die Auswahl des passenden homöopathischen Einzelmittels zu schwierig erscheint oder zu lange dauert, können Sie alternativ auch ein Komplexmittel auswählen. Die bei Burnout geeigneten Komplexmittel finden Sie ab Seite 76.

Auf Seite 59 haben Sie erfahren, wie homöopathische Mittel potenziert werden. Bei diesem Prozess wird immer nur eine bestimmte Substanz, etwa Bambus, verdünnt. Das Produkt daraus ist ein sogenanntes Einzelmittel. Da Hahnemann nur mit Einzelmitteln arbeitete, nennen sich die Homöopathen, die damit therapieren, klassische Homöopathen.

Heute gibt es noch sogenannte Komplexmittel, die aus mehreren homöopathischen Einzelmitteln bestehen, die sich für eine bestimmte Symptomatik bewährt haben. Die Wirkung der Komplexmittel ergibt sich aus der Zusammensetzung bzw. aus den Einzelsubstanzen. Diese Einzelmittel haben üblicherweise niedrige bis mittlere Potenzen.

Homöopathische Einzelmittel bei Burnout

Von Seite 63 bis 76 stellen wir homöopathische Einzelmittel vor, die am häufigsten bei Burnout eingesetzt werden. Sie sind alphabetisch sortiert. Diese Liste ist auf keinen Fall vollständig. Sollten Sie sich also bei der Beschreibung der Symptome nicht wiederfinden oder sollte Ihr ausgewähltes Mittel nicht helfen, könnte es auch sein, dass das auf Sie zutreffende Mittel hier nicht vorgestellt wird. Dann können Sie auch unter Cocculus, Phosphorus, Arsenicum album, Natrium muriaticum/chloratum, Zincum metallicum, Ignatia, Ambra, China oder Carbo vegetabilis in anderen Büchern nachlesen (siehe Literatur Seite 122).

Alle homöopathischen Mittel sind in Apotheken erhältlich. Ein 10-Gramm-Fläschchen kostet 7,85 Euro.

Acidum phosphoricum: Schwäche und Apathie

Acidum phosphoricum ist durch eine enorme geistige, körperliche und emotionale Erschöpfung geprägt. Auslöser können Verluste von Körperflüssigkeiten wie Blutungen, Schweißausbrüche oder Durchfälle sein. Aber auch Kummer, berufliche oder private Enttäuschungen, ein emotionaler Schock oder ständige geistige und körperliche Überanstrengung können zu einem Acidum-phosphoricum-Zustand führen. Besonders auch Schüler und Studenten, die sich durch zu lange Lernphasen geistig überanstrengt haben, können von dem Mittel profitieren.

Der Acidum-phosphoricum-Typus

Acidum-phosphoricum-Typen sind häufig selbstlose Personen, die kein großes Ego haben, kommunikativ sind und anderen sehr gern helfen. Es handelt sich um Menschen, die früher häufig aktiv waren und ein großes Kontaktbedürfnis hatten. Bei Mangel an Acidum phosphoricum sind sie lustlos und apathisch gegenüber den Anforderungen des Lebens. Häufig fühlen sie sich stumpf, leer und empfindungslos, daher ziehen sie sich auch gern zurück und möchten in Ruhe gelassen werden. Oftmals fühlen sie sich in der apathischen Phase sogar durch Sonnenlicht, Geräusche und Gerüche gestört, da der gesamte Organismus überempfindlich ist. Diese Menschen sind sehr schnell überfordert. Es kann sogar passieren, dass sie so erschöpft sind, dass sie bei geistiger Arbeit vor Schwäche einschlafen.

Körperliche Ebene: Die Menschen sind sehr schwach. Zum Teil meinen sie, ein großes Gewicht würde auf ihren Scheitel drücken. Nachts und in den Morgenstunden können sie stark schwitzen.

Wichtige körperliche und geistig-psychische Symptome

> Schwäche mit Apathie im körperlichen, geistigen und emotionalen Bereich
> Vergesslichkeit für Orte, Namen, Worte beim Sprechen
> Schlaflosigkeit nach Mitternacht
> Abneigung zu sprechen und zu antworten

MODALITÄTEN VON ACIDUM PHOSPHORICUM

Schlechter: durch geistige und körperliche Anstrengung, Stehen, laute Geräusche, Ärger

Besser: durch Schlafen, Einhüllen, Wärme, Liegen, frische Säfte, frische und pikante Speisen

> Gleichgültigkeit mit geistiger Erschöpfung
> Kopfschmerzen im Scheitelbereich
> Schwächegefühl in der Brust beim Sprechen
> Schwitzen in der Nacht
> Beschwerden durch zu viel geistige Anstrengung, durch Kränkung, Enttäuschung, Demütigung, Schock
> Beschwerden nach Operationen
> Beschwerden als Folge von Durchfällen, Blutungen

Aurum metallicum: der König

Aurum metallicum, das potenzierte Gold, ist verknüpft mit Souveränität, Führung und Autorität. Das Edelmetall symbolisiert nicht nur Reichtum, sondern auch solide Werte und Stabilität. Macht und Einfluss eines Landes wurden über Jahrtausende über die Größe seines Goldschatzes gemessen. Übertragen steht Gold für moralische Werte und Rechtschaffenheit.

Der Aurum-Typus

Menschen, die Aurum metallicum benötigen, haben häufig ein blühendes Aussehen, sind extrovertiert und versprühen Ehrgeiz und Enthusiasmus. Schon früh lernen sie von ihren Eltern, nur das Beste zu geben. Es entwickelt sich ein starkes Streben nach gesellschaftlicher Anerkennung.

Aurum-Menschen haben einen scharfen analytischen Verstand, sind intelligent und konzentriert und lassen sich nicht von ihren Zielen ablenken. Sie suchen jedoch nicht bewusst nach Ansehen. Durch ihre ernsthafte Ausstrahlung und natürliche Autorität fällt ihnen das von selbst zu. Ärger und Wut halten sie so lange zurück, bis diese sich in spontanen Wutausbrüchen entladen.

Ihr starkes Pflichtbewusstsein treibt sie zu höchster Leistung an, sowohl im Job als auch in der Familie oder Partnerschaft. Dieses Streben nach Vollkommenheit kann in eine starke Erschöpfung und Energielosigkeit führen. Durch

TYPISCH AURUM

Für Aurum-Typen ist berufliches und soziales Prestige sehr wichtig. Deshalb sind sie häufig Workaholics. Urlaub? Undenkbar! Und wenn sie mal wegfahren, stecken sie ihre Nase den halben Tag lang in ihren Laptop oder haben das Handy am Ohr. Nur der Nux-vomica-Typ ist noch ehrgeiziger, allerdings auch ein wenig geselliger, optimistischer und offener.

Verlust von Geld, Liebe, Anerkennung und Stellung kann dieser Persönlichkeitstyp starke Selbstzweifel und Depressionen entwickeln. Meist treibt er sich noch eine Weile an, fordert sich geistig und körperlich, um sich zu stabilisieren. Doch dann überwiegt die pessimistische Sichtweise des Lebens, die in Verzweiflung und Resignation mündet. Die Dunkelheit der Nacht und lange, dunkle Winter können die schlechte Stimmungslage noch verstärken.

Körperliche Ebene: Aurum-Menschen neigen zu Übergewicht, denn sie mögen gutes Essen. Sie regen sich schnell auf und haben häufig einen zu hohen Blutdruck und ein rotes Gesicht. Es ist ihnen schnell zu heiß, und da sie Hitze nicht vertragen, leiden sie bei warmen Wettereinbrüchen und bei direkter Sonneneinstrahlung. Bereits bei geringer Belastung sind sie kurzatmig.

Wichtige körperliche und geistig-psychische Symptome

> Mattigkeit durch geistige Anstrengung
> Depression, Hoffnungslosigkeit und Erschöpfung
> Neigung zum Alkoholismus
> plötzliche Wutausbrüche
> Gewissensangst
> Herzklopfen mit Blutandrang zum Kopf
> Bluthochdruck (Hypertonie) mit rotem Gesicht
> Herzklopfen mit Angstgefühlen
> Herzklopfen durch körperliche Anstrengung
> Erkrankungen des Herzens
> Schmerzen in Knochen und Gelenken

MODALITÄTEN VON AURUM METALLICUM
Schlechter: durch Anstrengung, nachts, früh am Morgen, durch seelische Belastung, im Winter, bei Kälte
Besser: durch Ruhe, Gehen in frischer Luft, durch Wärme, Musik

Bambus: Festigkeit und Flexibilität

Bambus ist in China ein Symbol für langes Leben. Er gehört zur Familie der Gräser, wächst sehr schnell und ist wegen seiner enormen Festigkeit und gleichzeitigen Flexibilität ausgesprochen vielseitig verwendbar. Im Vergleich zu anderen Gräsern kann er enorme Ausmaße annehmen, selbst seine unterirdische Wurzel hat einen Hang zur »Übertreibung«. Die Tendenz zur Übertreibung zeigen auch die Menschen mit Bambus-Mangel. Sie bürden sich zu viele Aufgaben auf. Es besteht ein Gefühl der Überforderung,

FÜR FRAUEN
Da Bambus das weibliche Hormonsystem regulieren kann, wird das Mittel häufig bei Menstruationsbeschwerden eingesetzt. Doch auch Männer können von der Wirkung des Bambus profitieren.

aus dem eine hektische Betriebsamkeit erwächst, die für die schnelle Art zu leben der heutigen Menschen typisch ist.

Der Bambus-Typus

Menschen, die Bambus benötigen, haben Entspannung, Genuss und Befriedigung so lange vor sich hergeschoben, dass sie ein starkes Gefühl der Unzufriedenheit und Schwäche empfinden. Ihnen fehlt die Kraft für Flexibilität, sodass sie dringend ihre Lebenssituation verändern müssen, um mehr Erholung und Unterstützung für sich zu gewinnen.

Es handelt sich meist um sehr perfektionistische Persönlichkeiten, die alles sauber und aufgeräumt haben wollen und schnell ein schlechtes Gewissen bekommen, wenn etwas nicht ganz hundertprozentig ist. Sind alle Energien für Arbeit und Familie verpufft, stellt sich ein Gefühl der Resignation und Hoffnungslosigkeit ein.

Körperliche Ebene: Im gesunden Zustand ist der Mensch flexibel und in der Lage, Enttäuschungen oder eine Überlastung auszugleichen und zu verarbeiten. Menschen, die Bambus benötigen, mangelt es an Elastizität, sodass es zu Verhärtungen, Anspannung und Steifheit kommt, etwa zu verspanntem Genick, Unbeweglichkeit und Steifigkeit der Wirbelsäule. Es entstehen häufig Spannungskopfschmerzen. Oft wollen diese Patienten nicht mehr für alles verantwortlich sein und Ballast abwerfen.

Im fortgeschrittenen Zustand kommen Lustlosigkeit, Trägheit, Konzentrationsschwierigkeiten und Müdigkeit dazu. Menschen, die Bambus benötigen, suchen nach Unterstützung. Ein besonders treffendes Bild: In Asien wird der Bambusstab gern als Stütze zum Gerüstbau verwendet.

MODALITÄTEN VON BAMBUS
Schlechter: durch Abkühlung, nach der Entbindung, durch Zimmerwärme, Temperaturwechsel, Kälte
Besser: durch frische Luft, Bewegung, warmes oder heißes Baden, Wärme

Wichtige körperliche und geistig-psychische Symptome
> Lustlosigkeit, Müdigkeit, Erschöpfung
> Gefühl, alles ist zu viel, keine Lust aufzustehen
> Angst vor der Zukunft
> Depression
> fehlende geistige Klarheit
> Gefühl der Hilflosigkeit und Überforderung

> schlechte Konzentration, Vergesslichkeit
> Rückenschmerzen mit Steifheit
> Knacken der Gelenke
> Spannungskopfschmerzen
> Nackenschmerzen, die in den Kopf ausstrahlen
> Ischiassyndrom
> hormonelle Störungen
> Störungen während und nach der Schwangerschaft
> Menstruationsstörungen

Calcium carbonicum: Schutz und Bodenständigkeit

Das homöopathische Mittel Calcium carbonicum wird aus der Austernschale hergestellt. Die Auster klammert sich aus Sicherheitsaspekten an einen schützenden Felsen und zieht es vor, in der Schale zu bleiben. Menschen mit einem Mangel an diesem Mineral fehlt die Fähigkeit, das Kalzium aus der Nahrung aufzunehmen und zu verwerten. Das Bild ist durch eine Unterfunktion der Schilddrüse und der Keimdrüsen geprägt. Dadurch leidet der Körper an Schlaffheit, und es fehlt an Schwung und Spannung.

Der Calcium-carbonicum-Typus

Menschen, die Calcium carbonicum benötigen, sind bodenständig, solide und arbeitsam. Als verantwortungsvolle Persönlichkeiten kümmern sie sich hingebungsvoll um ihre Angehörigen. Familienzusammenhalt und ein behagliches Zuhause sind ihnen sehr wichtig. Es sind gute Mütter und Väter, die ihre eigenen Bedürfnisse hinter die der Kinder stellen. Durch das Interesse an vielen Dingen haben sie meist ein sehr großes Allgemeinwissen.
Häufig sind Calcium-carbonicum-Typen fleißige Geschäftsleute oder Angestellte, die über Jahre still unter der zunehmenden Arbeitsbelastung leiden. Aufgrund ihres ausgeprägten Verantwortungsgefühls gegenüber der Firma oder den Angestellten versuchen sie lange, den gestellten Anforderungen gerecht zu werden. Sie haben in der Regel ein starkes Zugehörigkeitsgefühl zur Firma. Das gibt ihnen Sicherheit.

TIPP
Sind Sie ein Calcium-carbonicum-Typ, dann profitieren Sie im erschöpften Zustand besonders von einem unterstützenden Coaching, denn es gibt Ihnen Sicherheit und Zuversicht zurück.

Diese Menschen werden krank, wenn die Belastungen größer sind, als es ihre Veranlagung zulässt. Hält die erhöhte Arbeitsbelastung über Jahre an, brechen sie irgendwann zusammen und sind selbst kleinsten Anforderungen nicht mehr gewachsen. Dann werden diese Menschen lethargisch und zeigen nur noch wenige Emotionen. Es kann auch sein, dass sie kein Interesse mehr an der Arbeit haben und alles vernachlässigen. Es handelt sich dabei aber eher um körperliche Schwäche als um geistige Apathie.

Im erschöpften Zustand leiden diese Menschen an Ängsten, körperlicher Mattigkeit, Konzentrationsstörungen und Schlafstörungen. Die Ängste betreffen die finanzielle Sicherheit mit Befürchtungen um die Zukunft und Selbstzweifeln.

Körperliche Ebene: Calcium-carbonicum-Menschen haben häufig eine Tendenz zu Übergewicht. Sie nehmen schnell an Gewicht zu und haben zumeist ein etwas pausbäckiges Aussehen. Infolge der Neigung zu Übergewicht und zu schlaffem Gewebe sind sie bei der geringsten körperlichen Anstrengung erschöpft. Sie schwitzen viel und sind schnell außer Atem.

Wichtige körperliche und geistig-psychische Symptome
> Lustlosigkeit, Müdigkeit, Erschöpfung
> Lethargie als Folge von Überarbeitung und Überforderung
> Schwerfälligkeit mit Mangel an Spannkraft
> Depression, kein Interesse mehr an der Arbeit
> Angst vor Krankheit, den Verstand zu verlieren, vor der Höhe, in der Dunkelheit, vor Armut
> zu starkes Pflichtbewusstsein, nimmt die Verantwortung zu ernst
> empfindlich gegen Grausamkeiten
> Schweiß am Kopf, Nacken und Rücken, auch beim Einschlafen
> vermehrtes Schwitzen führt zur Erschöpfung
> sauer riechende Schweiße, saurer Körpergeruch
> saures Aufstoßen
> Verlangen, massiert zu werden
> Verlangen nach Eiern, Zucker
> Abneigung gegen Fleisch und gekochte Speisen
> frostig, teilweise mit kaltem Schweiß der Füße

MODALITÄTEN VON CALCIUM CARBONICUM
Schlechter: durch Anstrengung, Kälte, Feuchtigkeit, vor der Periode
Besser: durch Wärme, bei trockenem Wetter, durch Liegen auf der schmerzenden Seite, vormittags

Kalium phosphoricum: Energie für die Zellen

Kalium phosphoricum ist das wichtigste homöopathische Erschöpfungsmittel und deshalb das wichtigste Basismittel bei Burnout. Der Mineralstoff kommt in jeder Zelle vor und ist daher essenziell. Besonders konzentriert ist er aber in Muskel- und Nervenzellen. Ein Fehlen dieses Mineralstoffs führt zu Energiearmut, Müdigkeit und schlechter Stimmung, die Menschen fühlen sich sehr erschöpft, depressiv und kraftlos.

Durch die Verbindung von Kalium phosphoricum, Fettsäuren und Eiweißen entsteht Lecithin, das für die reibungslose Weitergabe von Nervenimpulsen zuständig ist. Somit hat Kalium phosphoricum eine große Bedeutung für die Leistungsfähigkeit der Gehirnzellen. Der Herzmuskel benötigt große Mengen von Kalium phosphoricum, da er durch die ständige Aktivität viel Energie verbraucht. Die Einnahme kräftigt das Herz und verbessert Leistungsfähigkeit und Ausdauer.

PFLANZENNÄHRSTOFF
Kaliumphosphat wird auch als mineralischer Dünger in der Landwirtschaft eingesetzt, um das Wachstum der Pflanzen zu verbessern.

Der Kalium-phosphoricum-Typus

Menschen, die Kalium phosphoricum benötigen, sind häufig sehr freundlich und sympathisch, aufgeschlossen, jedoch auch pflichtbewusst. Sie fühlen sich schnell für alles verantwortlich und greifen ohne zu klagen Freunden oder der Familie unter die Arme. Durch ihr übergroßes Pflichtbewusstsein und auch großes Herz für andere übernehmen sie zu viele Aufgaben, sodass sie irgendwann nicht mehr wissen, wo ihnen der Kopf steht. Das kann nach einiger Zeit zur geistigen Verwirrung führen, wodurch sie schon mal ihre eigenen Ziele aus den Augen verlieren. Das Mittel verhilft den Betroffenen wieder zu mehr Ruhe, Konzentration, Energie und Gelassenheit.

Körperliche Ebene: Menschen, die Kalium phosphoricum benötigen, haben meist eine graue, schmutzig wirkende Haut und unruhige Hände. Unmittelbar nach den Mahlzeiten verspüren sie oft erneut ein Hungergefühl. Jegliche körperliche und geistige Anstrengung erschöpft häufig zusätzlich, sodass sich der Allgemeinzustand dadurch verschlechtert.

Wichtige körperliche und geistig-psychische Symptome

> Antriebslosigkeit, nervöse Erschöpfung und Gereiztheit
> grundlose plötzliche Ängste
> Apathie, geistige und körperliche Erschöpfung
> Gedächtnisschwäche und Konzentrationsmangel
> Depression, Niedergeschlagenheit
> Schwäche des Herzens mit schneller Erschöpfung
> Kopfschmerzen nach geistiger Überanstrengung
> Magenschmerzen und Hungergefühl nach dem Essen
> nervöse Schlaflosigkeit, Schläfrigkeit am Tage
> Zahnfleischbluten und -schwund
> übel riechender Atem

Lycopodium: intelligent und hochmütig

Lycopodium wird aus den getrockneten Sporen des Bärlapps hergestellt. In der Homöopathie ist es ein wichtiges Lebermittel und bei geistiger Erschöpfung mit typischer Schwerfälligkeit und Schwermut am Morgen angezeigt.

Der Lycopodium-Typus

Menschen, die Lycopodium brauchen, sind meist tüchtig, zielstrebig und fähig, aber es fällt ihnen oft schwer, Verantwortung zu übernehmen. Sie haben einerseits häufig eine Abneigung gegen Gesellschaft, andererseits auch die Angst vor Einsamkeit. Sie können sehr ironisch oder sarkastisch und aufgrund ihres scharfen Verstands häufig interessante Gesprächspartner sein.

Sie haben einen Sinn für Ordnung, Disziplin und Autorität, solange alles in ihren Augen gerecht und nachvollziehbar ist. Häufig nehmen sie viele Unannehmlichkeiten in Kauf, um erfolgreich zu sein, und zeigen dabei eine enorme Leistungsfähigkeit und Ausdauer. Der ausgeprägte Ehrgeiz, Geld zu verdienen, lässt Lycopodium-Typen zu erfolgreichen Geschäftsleuten, Unternehmern oder Managern werden mit einem guten Gespür für Geld. Sie wirken zwar nach außen selbstsicher, haben aber kein Selbstvertrauen und können von Existenzängsten geplagt werden, da sie immer befürchten, den Ansprüchen nicht zu genügen.

Körperliche Ebene: Ein Hauptproblem von Lycopodium-Menschen sind Leberprobleme mit Verdauungsstörungen. Sie leiden häufig unter Blähungen und Völlegefühl, welches sich vor allem zwischen 16 und 20 Uhr verschlimmert. Oft ist der Bauch gespannt und voller Luft. Es besteht ein Verlangen nach Süßigkeiten, welche jedoch meist schlecht vertragen werden. Infolge eines oft zu hohen Harnsäurespiegels im Blut kommt es zu Gichtknoten oder anderen Gelenkbeschwerden. Vielfach leiden die Betroffenen auch unter Nieren- und Gallensteinen.

Wichtige körperliche und geistig-psychische Symptome
> schwermütig morgens beim Erwachen
> Furcht, Verantwortung nicht tragen zu können
> Furcht vor Zusammenbruch, Misserfolg, Alleinsein
> Furcht vor öffentlichen Auftritten, Prüfungen
> reizbar, aufbrausend, jedoch auch niedergeschlagen
> weinen, wenn man ihnen dankt
> stark aufgetriebener, aufgeblähter Bauch, Blähungen
> Kopfschmerzen eher rechts durch Stress, am Wochenende
> Lebererkrankungen
> Hämorrhoiden

MODALITÄTEN VON LYCOPODIUM
Schlechter: von 16 bis 20 Uhr, nach dem Schlafen, durch warme Anwendungen wie heiß baden
Besser: im Freien, bei Kälte, durch Bewegung, Aufdecken im Bett, warme Speisen und Getränke, Lockerung der Kleidung

Nux vomica: Krieger und Eroberer

Nux vomica wird aus den Samen des in Südostasien heimischen, sehr hoch wachsenden Brechnussbaums hergestellt. Es ist eines der wichtigsten Mittel zur Leberentgiftung und zur Entspannung in der Homöopathie. Es beruhigt, gleicht aus, sodass wieder ein normaler Lebensrhythmus möglich ist.

Der Nux-vomica-Typus

Nux-vomica-Menschen sind tüchtig, selbstbewusst und typische Macher – sehr pragmatische Menschen, die alles im Griff haben. Sie besitzen ein gutes Gespür für Machtstrukturen, durchschauen schnell und verfügen häufig über Führungstalent. Nux-vomica-Typen findet man überdurchschnittlich oft in leitenden Positionen oder in der beruflichen Selbstständigkeit. Der Drang, immer besser zu werden und es an die Spitze zu schaffen, ist sehr ausgeprägt. Weil sie sehr robust sind und sich auch viel zumuten, spüren Nux-vomica-Typen ihre Grenzen weniger schnell und achten nicht ausreichend auf ihre eigenen Bedürfnisse. Sie neigen dabei häufig zu Übertreibung und laden sich über Jahre immer mehr Verantwortung und Arbeitsbelastung auf. Irgendwann können sie diese nur noch unter großer Anstrengung bewältigen. Um sich selbst zu pushen, konsumieren sie deshalb Stimulanzien wie Kaffee, Nikotin, Alkohol und Drogen. Aufgrund des überreizten Nervensystems durch Aufputschmittel und mangelnde Entspannungsphasen reagieren diese Typen häufig cholerisch. Bei jeder Kleinigkeit platzt ihnen der Kragen.

Die innere Verkrampfung und die zunehmend negative Stimmung vermitteln ihnen das Gefühl, alles sei zu viel. Dann wollen sie nur noch ihre Ruhe haben. Die Erschöpfung wird häufig verdrängt, denn welcher Macher will schon vor sich und anderen eingestehen müssen, dass seine Leistungsfähigkeit Grenzen hat?

Körperliche Ebene: Weil Nux-vomica-Menschen tagsüber kaum Annehmlichkeiten haben, versuchen sie, sich am Abend mit allen möglichen Genüssen zu belohnen, etwa mit reichhaltigem, fettem Essen, das sie viel zu hastig in sich hineinschlingen. Deshalb ist ihr Magen meist in Mitleidenschaft gezogen.

Der Schlaf ist häufig durch die berufliche Überaktivität sowie durch Geschäftssorgen gestört, sodass sie unter chronischem Schlafmangel leiden. Trotz Müdigkeit und Erschöpfung erwachen sie oft gegen 3 Uhr morgens und können dann nicht mehr einschlafen. Am folgenden Tag sind sie natürlich stark erschöpft, müde und abgeschlagen. Durch Konsum von Kaffee pushen sich Nux-vomica-Typen. Oft können sie dann ihren hohen Erregungszustand ohne Alkohol nicht mehr beruhigen und brauchen Alkohol als Schlaftrunk.

Wichtige körperliche und geistig-psychische Symptome
> ausgebrannt mit dem Gefühl: »Ich kann nicht mehr«
> Lustlosigkeit, Müdigkeit, Erschöpfung
> Ungeduld

HILFE VON AUSSEN
Hinter ausgeprägtem Ehrgeiz stecken häufig Versagensängste. Sie ohne Hilfe von außen zu erkennen, ist meist schwierig. Ein Coaching bietet gute Wege, die eigenen Werte und Glaubenssätze zu verändern.

> große Reizbarkeit mit Streitlust und Zerstörungswut
> Empfindlichkeit gegen Licht, Lärm, Geräusche, Gerüche – alles ist zu viel
> Erwachen gegen 3 Uhr mit Schlaflosigkeit bis 6 Uhr morgens
> Verkrampfungen in Magen, Speiseröhre, Bauch, Nacken, Waden und Rücken
> chronische Verstopfung mit vergeblichem Drang
> nächtliche Kreuzschmerzen mit morgendlicher Kraftlosigkeit
> Niesen morgens nach dem Erwachen
> Zuckungen an unterschiedlichen Stellen
> jegliche Folge von Vergiftungen, Alkohol-, Medikamenten-, Drogenmissbrauch

MODALITÄTEN VON NUX VOMICA
Schlechter: nach dem Aufwachen, Essen, nach schwerer Mahlzeit, bei kaltem, trockenem Wetter, durch Überreizung der Sinne
Besser: durch Wärme, Ruhe, nach ununterbrochenem Schlaf, bei feuchtem Wetter, durch starken Druck

Pulsatilla: Offenheit und Wechselhaftigkeit

Die Wiesen-Küchenschelle (*Pulsatilla pratensis*) blüht im Frühling in kleinen Grüppchen auf mageren Standorten wie Trockenrasen. Da der Wind leichtes Spiel mit der kleinen Pflanze hat, nennt sie der Volksmund Windröschen.

Pulsatilla wird häufiger bei Frauen und Kindern angewandt als bei Männern. Pulsatilla-Typen sind meist entgegenkommende, rücksichtsvolle Menschen mit feinfühligem Wesen. Sie sind jedoch in der körperlichen wie auch seelischen Symptomatik sehr wechselhaft. So kann man in der Praxis Menschen erleben, die sowohl weich und nachgiebig sind, als auch solche, die ärgerlich und aggressiv sein können.

Der Pulsatilla-Typus

Pulsatilla-Menschen sind häufig sehr beliebt. Die angenehmen strahlenden, positiven Menschen benötigen Gesellschaft und Sympathie. Sie bewegen sich gern im Freien. Es sind eher weiche, nachgiebige, emotionale Menschen, die sich sehr um das Wohlergehen anderer bemühen und auch leicht den Tränen nahe sind. Sie können jedoch auch sehr ehrgeizig sein und verstecken dann ihre weiche Seite im Berufsleben. Unter Streitigkeiten und schlechter Stimmung leiden sie mehr als andere, da sie sehr um Harmonie bemüht sind und die direkte Auseinandersetzung meiden.

Pulsatilla-Menschen finden sich in unterschiedlichen Rollen zurecht und passen sich der Situation an. Die typische Pulsatilla-Frau hat ein sehr starkes Bedürfnis nach emotionaler Sicherheit, Geborgenheit und Zuneigung. Dabei tauscht sie Sicherheit oft leichtfertig gegen Fremdbestimmung. Dieser Typus hat eine gewaltige Hingabe und versucht alles, um es den Menschen in der Umgebung recht zu machen. Dies trifft auch auf den Pulsatilla-Mann zu, ist bei ihm jedoch nicht so deutlich zu erkennen.

Dadurch läuft der Pulsatilla-Typ Gefahr, die eigenen Grenzen zu missachten und sich dabei extrem zu verausgaben. Oft stecken diese Menschen in der Zwickmühle, wenn beruflich und gleichzeitig familiär hohe Ansprüche gestellt werden. Da sie zu einem schlechten Gewissen neigen, fühlen sie sich dann trotz der vielen Dinge, die sie tun, schlecht und denken dann häufig, dass sie alles falsch machen. Nein zu sagen fällt ihnen schwer.

In Konfliktsituationen suchen diese Menschen die Schuld eher bei sich und versuchen rasch, alles wieder gut zu machen.

Körperliche Ebene: Typisch für Pulsatilla ist die Veränderlichkeit, sodass körperliche Symptome schnell wechseln können. Häufig besteht eine Veranlagung zu grippalen Infekten. Obwohl sie häufig unter kalten Füßen leiden und ihnen auch schnell zu kalt wird, bessern sich alle Symptome an der frischen Luft. Betroffen sind häufig hellhäutige Menschen.

Wichtige körperliche und geistig-psychische Symptome
> große Unentschlossenheit, möchte es allen recht machen
> eigene Interessen werden mit Liebenswürdigkeit vertreten
> Anerkennung durch andere ist sehr wichtig
> neigt zum Weinen mit mildem Wesen
> Symptome und Beschwerden wechseln sehr schnell den Ort oder verändern sich, Stimmungsschwankungen
> Angst vor Verlust der Bezugspersonen
> Verlangen nach Körperkontakt, Trost und Zuneigung
> Angst vor dem Alleinsein, bei Frauen oft Angst vor Männern
> Absonderungen wie zum Beispiel bei Schnupfen sind dick, gelb oder gelblich grün, mild und nicht wund machend

Silicea: entschlossen und zart

Silicea ist in Form von Kieselsäure mit einem Anteil von 50 Prozent in der Erdkruste enthalten. Für den menschlichen Körper ist die Kieselsäure unentbehrlich, denn Silikat, das Salz der Kieselsäure, kommt besonders in Knochen, Sehnen, Nägeln, Haaren und Bindegewebe vor und verleiht uns Stabilität. Es gibt auch Pflanzen und Bäumen Elastizität und Festigkeit. Das homöopathische Mittel Silicea normalisiert den Kieselsäurestoffwechsel, der aus dem Gleichgewicht gekommen ist.

Der Silicea-Typus

Silicea-Typen sind meist schmal gebaut mit dünnen Gliedmaßen sowie zarten Gesichtszügen. Oft umgibt sie ein Hauch von Würde. Mit den häufig sanftmütigen Personen kommt man in der Regel gut aus. Durch ihren Idealismus sind sie meist nicht so sehr an materiellen Aspekten und ehrgeizigem Machtstreben interessiert. Die häufig kultivierten Persönlichkeiten verfügen oft über großes Wissen, dennoch treten sie bescheiden auf. Da sie sich selbst eher unterschätzen, stellen sie ihr Licht schon mal unter den Scheffel. Als große Perfektionisten mit einem ausgeprägten analytischen Verständnis sind sie in der Regel höchst präzise und genau und wollen alles verstehen und den Sachen auf den Grund gehen. Sie haben das Verlangen nach Wahrheit (Wahrheitsliebe) und Klarheit. Silicea-Menschen sind seltener von Reizbarkeit oder nervöser Erschöpfung betroffen wie stark beschäftigte Geschäftsleute, sondern eher von geistiger Müdigkeit, wie man sie von Studenten, Theologen, Psychologen, Rechtsanwälten, Wissenschaftlern und anderen stark geistig/intellektuell arbeitenden Personen kennt.
Silicea-Typen möchten ihr großes Wissen ständig erweitern. In ihrer Neugier beanspruchen sie sich geistig stark – manchmal aber auch zu stark. Häufig hören sie ihr ganzes Leben nie auf zu lernen. Zu viel geistige Aktivität kann zu Verwirrung führen, die Ängste hervorruft. Silicea-Typen reagieren dann mit Benommenheit, Konzentrationsschwierigkeiten, Apathie und Zerstreutheit. Sind sie geistig erschöpft, wissen sie nicht mehr, was sie wollen – ihr Urteilsvermögen und ihre Entscheidungsgabe sind geschwächt.

MODALITÄTEN VON SILICEA

Schlechter: durch extreme Hitze und Kälte, nach Milchgenuss, durch Trost und Kontakt, bei Neumond, durch Luftzug, kalten Wind, Abkühlung, Entblößen, in warmen, stickigen Räumen, durch Liegen auf der linken Seite, nach Impfungen
Besser: durch Wärme, Bettwärme, Kopfbedeckung, Einhüllen, im Sommer, durch Liegen auf der rechten Seite

Es klingt widersprüchlich, doch Silicea-Menschen können gleichzeitig furchtsam und sehr entschlossen und hartnäckig sein.

Körperliche Ebene: Diese Menschen frieren ständig, sind häufig schwach, empfindlich, erkälten sich leicht, ermüden sehr schnell und neigen zu reichlichem Schwitzen. Bei Überforderung kommt es zu chronischen Kopfschmerzen mit Sehstörungen. Alle Sinne sind überempfindlich, das heißt, helles Licht kann zum Beispiel die Symptome verschlimmern. In Stressphasen ernähren sich diese Menschen unregelmäßig und neigen dazu abzumagern.

Wichtige körperliche und geistig-psychische Symptome
> geistige Erschöpfung mit Verwirrung
> gewissenhaft trotz starker Erschöpfung
> Furcht, den täglichen Aufgaben nicht mehr gewachsen zu sein, mit Zweifel an den eigenen Fähigkeiten
> Furcht vor Misserfolg, Prüfungen, Auftritt in der Öffentlichkeit
> häufig Eigensinnigkeit und Sturheit
> Überempfindlichkeit mit Erschöpfung
> Verlangen zu liegen bei körperlicher und geistiger Schwäche
> empfindlich gegen Kälte mit Verlangen nach Kopfbedeckung
> Furcht vor Nadeln
> unreine Haut, viel Schweiß
> chronische Infektanfälligkeit mit Schnupfen und Sinusitis
> schwaches Bindegewebe
> chronische Verstopfung

KOMPLEXMITTEL

Homöopathische Komplexmittel können gut mit einer Mineralstoff- und Vitamintherapie oder auch mit pflanzlichen Wirkstoffen kombiniert werden. Wie homöopathische Einzelmittel sind alle Komplexmittel rezeptfrei in Apotheken erhältlich. Die Präparate kosten in der Regel zwischen 5 und 20 Euro.

Homöopathische Komplexmittel bei Burnout

Da Komplexmittel (Seite 62) aus mehreren Einzelmitteln bestehen, die sich bei einer bestimmten Symptomatik bewährt haben, stellt ihr Einsatz eine Erleichterung dar, wenn keine zeitlich aufwendige homöopathische Anamnese (siehe Seite 120) gemacht werden kann oder die Komplexmittel als Ergänzungstherapie zur Mineralstofftherapie eingesetzt werden.

Die im Folgenden vorgestellten homöopathischen Mittelkombinationen sind nur eine Auswahl, sie haben sich jedoch in der Praxis zur Therapie des Burnouts besonders bewährt. Sie können unabhängig vom Essen eingenommen werden, haben weder Nebenwirkungen, noch führen sie zu Abhängigkeit. Die vier folgenden Mittel sind nach Wichtigkeit sortiert.

Neurodoron®

Das Mittel besteht aus der potenzierten Verreibung von Ferrum-Quarz (Eisensulfat und Kieselsäure) sowie Aurum metallicum praeparatum und Kalium phosphoricum. Neurodoron® hilft bei Erschöpfungs- und Schwächezuständen, die durch Stress und nervöse Überreizung verursacht wurden. Die Inhaltsstoffe stärken und stabilisieren das seelische und körperliche Gleichgewicht. Zudem lindern sie mittelfristig auch Angst- und Unruhezustände sowie depressive Verstimmungen. Neurodoron® kann somit helfen, dass man sich den Anforderungen des Alltags besser gewachsen fühlt und widerstandsfähiger ist gegen äußere Einflüsse.

Wirkung der Einzelbestandteile

> Quarz (kristallisierte Kieselsäure) wirkt form- und strukturgebend und ist besonders für die physiologisch-gesunden Sinnesfunktionen und das Wahrnehmen wichtig. Es wird bei Abgrenzungsstörungen gegenüber äußeren Einwirkungen eingesetzt.
> Eisen ist Bestandteil von Hämoglobin, dem roten Blutfarbstoff. Es befähigt das Blut, Sauerstoff aufzunehmen und zu transportieren sowie Kohlensäure abzugeben. Eisen macht wach und wirkt harmonisierend auf den Gesamtorganismus.
> Schwefel (Sulfur) wirkt stärkend und reinigend.
> Aurum metallicum praeparatum wird zur Kreislaufregulation eingesetzt. Es zeigt gute Wirkung bei Herzrhythmusstörungen, Bluthochdruck, Unruhezuständen und depressiven Verstimmungen. Das homöopathische Gold reguliert und stabilisiert.
> Kalium phosphoricum wurde bereits auf Seite 69 beschrieben. Es hilft gut bei nervöser Erschöpfung und unterstützt die Energiegewinnung in den Mitochondrien der Zellen.

TIPP
Sollte das von Ihnen gewählte Komplexmittel nach etwa zwei Wochen keine wesentliche Besserung erbringen, versuchen Sie ein anderes Mittel.

Dosierung

Neurodoron® ist rezeptfrei in Apotheken erhältlich. Lassen Sie viermal täglich 1 Tablette auf der Zunge zergehen.

Manuia®

Manuia® enthält die Urtinktur der Ginsengwurzel und der Damianapflanze sowie die homöopathischen Einzelmittel Acidum phosphoricum und Ambra. Es wird bei Nervosität bzw. innerer Unruhe, bei Reizbarkeit, Ein- und Durchschlafstörungen, Konzentrationsschwierigkeiten, körperlicher und seelischer Erschöpfung sowie dem Gefühl der Überforderung eingesetzt.

Wirkung der Einzelbestandteile

> Die Wurzel des Ginsengs (*Panax ginseng*) ist seit jeher als Kräftigungsmittel bekannt. Sie versorgt den Körper mit Energie und stärkt so die Antriebskraft. Die Wirkstoffe aus der Wurzel wirken konzentrations- und durchblutungsfördernd.

> Damiana (*Turnera diffusa*) stammt aus Mexiko. Schon die Maya schätzten die stärkende Wirkung dieser Pflanze bei geistiger Überforderung. Zudem wirkt Damiana entspannend.

> Acidum phosphoricum (Seite 63) hilft bei Apathie, Erschöpfung und Konzentrationsstörungen. Es wird häufig auch bei Resignation eingesetzt.

> Ambra wird aus einer wachsartigen Ausscheidung des Pottwals gewonnen. Es hilft bei nervöser Erschöpfung, Schlaflosigkeit und Schlafstörungen.

Dosierung

Manuia® ist rezeptfrei in Apotheken erhältlich. Lassen Sie ein- bis dreimal täglich 2 Tabletten im Mund zergehen, bei akuten Beschwerden halbstündlich bis stündlich 1 Tablette.

Passiflora comp. Globuli velati®

Das Komplexmittel enthält die Einzelmittel Passiflora und Crataegus. Es wird gegen Einschlafstörungen und nervöse Erschöpfung eingesetzt und reguliert den Schlaf-Wach-Rhythmus.

DAUER DER ANWENDUNG

Alle genannten homöopathischen Komplexmittel können unabhängig vom Essen eingenommen werden. Als Einnahmedauer empfiehlt sich ein Zeitraum von zwei bis drei Monaten.

Wirkung der Einzelbestandteile

> Passionsblume (*Passiflora caerulea*) kann nervöse Unruhe und Reizbarkeit lindern und wirkt dadurch besonders beruhigend.
> Weißdorn (*Crataegus laevigata*) gleicht die Herztätigkeit aus und bereitet damit ein ungestörtes Einschlafen optimal vor.

Dosierung

Passiflora comp.® ist rezeptfrei in Apotheken erhältlich. Lassen Sie bei Schlafstörungen zur Schlafförderung abends 10 bis 12 Globuli unter der Zunge zergehen. Alternativ können Sie auch ein bis drei Teelöffel Passiflora Nerventonikum® in warmem Wasser verdünnt einnehmen.

Zincum Hevert N® Tabletten

Das Präparat enthält sechs verschiedene homöopathische Einzelmittel und wird bei Unruhe, gesteigerter Erregbarkeit und Schlafstörungen eingesetzt.

Wirkung der Einzelbestandteile

> Cimicifuga (Traubensilberkerze) wirkt krampflösend, vor allem bei nervösen Störungen und depressiven Verstimmungen.
> Hyoscyamus (Bilsenkraut) hilft bei Erregungszuständen und wirkt beruhigend.
> Ignatia (Ignatiusbohne) wirkt stimmungsaufhellend bei Trauer und Kummer.
> Platinum metallicum (Platin) lindert depressive Verstimmungen und Stimmungsschwankungen.
> Phosphorus (Phosphor) beruhigt bei hochgradiger Ruhelosigkeit, Angst und Verzweiflung.
> Zincum metallicum (Zink) wirkt bei nervöser Schlaflosigkeit und Ruhelosigkeit.

Dosierung

Zincum Hevert N® ist rezeptfrei in Apotheken erhältlich. Lassen Sie 3- bis 4-mal täglich 1 Tablette auf der Zunge zergehen. Bessern sich die Beschwerden, reduzieren Sie die Einnahme.

Endlich wieder schlafen!

Schlafstörungen gehören zu den frühen Symptomen eines Burnouts. Sie können aber nicht nur Symptom, sondern auch Ursache sein. Gesunder Schlaf ist die beste Regenerationsquelle für den Körper. Durch verbesserten, längeren und tieferen Schlaf gewinnt man Kraft für den Tag. Nehmen Sie die angegebenen Mittel über zwei bis drei Monate ein. Eine positive Wirkung verspüren Sie meist schon nach zwei Wochen.

Wichtige Maßnahmen für einen gesunden Schlaf

> Ruhe und Regelmäßigkeit fördern einen gesunden Schlaf, daher sollten Sie vor dem Schlafen keine anregenden Aufgaben durchführen oder aufregende Filme anschauen.
> Helles Licht im Schlafzimmer durch Straßenbeleuchtungen kann die innere Uhr durcheinanderbringen.
> Spätes Arbeiten unter Energiesparlampen kann zu Ein- und Durchschlafstörungen führen. Durch den hohen Blauanteil im Licht der Energiesparlampen kommt es zu einer verringerten Bildung des schlaffördernden Hormons Melatonin. Halogenbirnen beeinflussen dank des höheren Rotanteils die hormonelle Regulation weniger.
> Spätes Essen kann den Schlaf stören, da der Verdauungsprozess den Körper nicht zur Ruhe kommen lässt.
> Ein warmes Bad oder auch Fußbad mit Lavendelöl beruhigt und macht müde. Ein Vollbad sollte jedoch mindestens 2 Stunden vor dem Schlafen genommen werden, denn die beruhigende Wirkung stellt sich häufig erst einige Zeit nach dem Bad ein. Auch in der Duftlampe oder als Öl auf ein kleines Kissen getropft, kann ätherisches Lavendelöl schlaffördernd wirken.
> Regelmäßige sportliche Betätigung sorgt durch den Abbau von Stresshormonen für einen besseren Schlaf. Allerdings kann Sport vor dem Zubettgehen durch die körperliche Anstrengung einen gegenteiligen, nämlich aufmunternden Effekt haben.
> Meditation am Abend lässt uns »runterkommen« und stoppt die Gedankenflut. Auch andere Entspannungstechniken, wie zum Beispiel Yoga oder Autogenes Training, sind am Abend sinnvoll.

Die wichtigsten homöopathischen Einzelmittel bei Schlafstörungen

> Argentum nitricum D12 ist angezeigt bei Erwartungsangst zum Beispiel vor Prüfungen oder einem Vorstellungsgespräch, wenn Bettwärme verschlimmert und Sie nicht abschalten können.
> Coffea D12 hilft bei Gedankenwirrwarr, wenn Sie nicht abschalten können und schlaflos im Bett liegen, wenn Sie sehr unruhig sind, als ob Sie Mengen an Kaffee getrunken hätten.
> Avena sativa D12 ist hilfreich, wenn Sie trotz Erschöpfung und Wunsch nach Erholung wegen

geistiger Überanstrengung nicht einschlafen können und nervlich angespannt sind.

> Arsenicum album D12 wird eingesetzt, wenn es für Ihre körperliche und geistige Unruhe und Ängstlichkeit in der Nacht keinen wirklichen Auslöser gibt.

> Ambra D12 ist das Mittel der Wahl, wenn Ihre geschäftlichen und beruflichen Sorgen im Vordergrund stehen und Sie trotz Müdigkeit hellwach sind.

> Cocculus D12 ist nützlich bei Schlafmangel durch Überarbeitung und Nachtwachen. Häufig ist Ihnen schwindelig. Durch die Unruhe und Angst können Sie nicht schlafen.

> Zincum metallicum D12 ist richtig für Sie, wenn Sie immer in Eile sind und körperlich und geistig unruhig sind. Entweder können Sie gar nicht erst einschlafen, oder Sie erwachen ständig wieder.

Dosierung: Nehmen Sie 5 Globuli 30 Minuten vor dem Schlafen ein. Die Gabe können Sie beim Zubettgehen wiederholen.

Natürliche Mittel gegen Schlafstörungen

> Heilpflanzen bieten eine sanfte und effektive Hilfe bei Schlafstörungen. Zur Unterstützung eines gesunden Schlafs können zum Beispiel Baldrian (Seite 83) oder Passionsblume (Seite 86) eingesetzt werden.
Als Einzelpräparat sind 600 mg Baldrianextrakt empfehlenswert, zum Beispiel Baldrivit 600®, morgens und abends je 1 Tablette. Als

Kombinationspräparat gibt es zum Beispiel Neurapas Balance® (Passionsblume, Johanniskraut, Baldrian). Dosierung: dreimal täglich 3 Filmtabletten.

> Das homöopathische Komplexmittel Avena sativa comp.® besteht aus potenziertem Hafer, Hopfen, Passionsblume, Baldrian und Coffea. Es sorgt in der Nacht für die nötige Ruhe und stabilisiert den Tag-Nacht-Rhythmus. Dosierung: dreimal täglich 10 Globuli.

> Die Aminosäure L-Tryptophan kann Entspannung und Schlaf fördern. Sie ist als Präparat in Apotheken erhältlich. Der Tagesbedarf eines Erwachsenen liegt bei etwa 5 mg pro Kilogramm Körpergewicht. Zur Schlafförderung werden 200 bis 400 mg L-Tryptophan empfohlen, etwa in Neuro-Amin®. Dosierung: morgens und abends je 1 Tablette. Die Einnahme abends sollte circa 30 Minuten vor dem Schlafen erfolgen.
Zur Schlafförderung eignen sich auch tryptophanreiche Nahrungsmittel wie Bananen, Walnüsse und Feigen.

> Teemischung gegen Ängste und Schlaflosigkeit: Lassen Sie in der Apotheke 40 g Johanniskraut, 30 g Melissenblätter, 20 g Hopfenzapfen und 10 g Lavendelblüten mischen. Übergießen Sie dann 1 gehäuften Teelöffel der Mischung mit 200 ml kochendem Wasser und lassen das Ganze 5 Minuten ziehen. Sie können täglich 3 Tassen trinken sowie zusätzlich eine Tasse vor dem Schlafengehen.

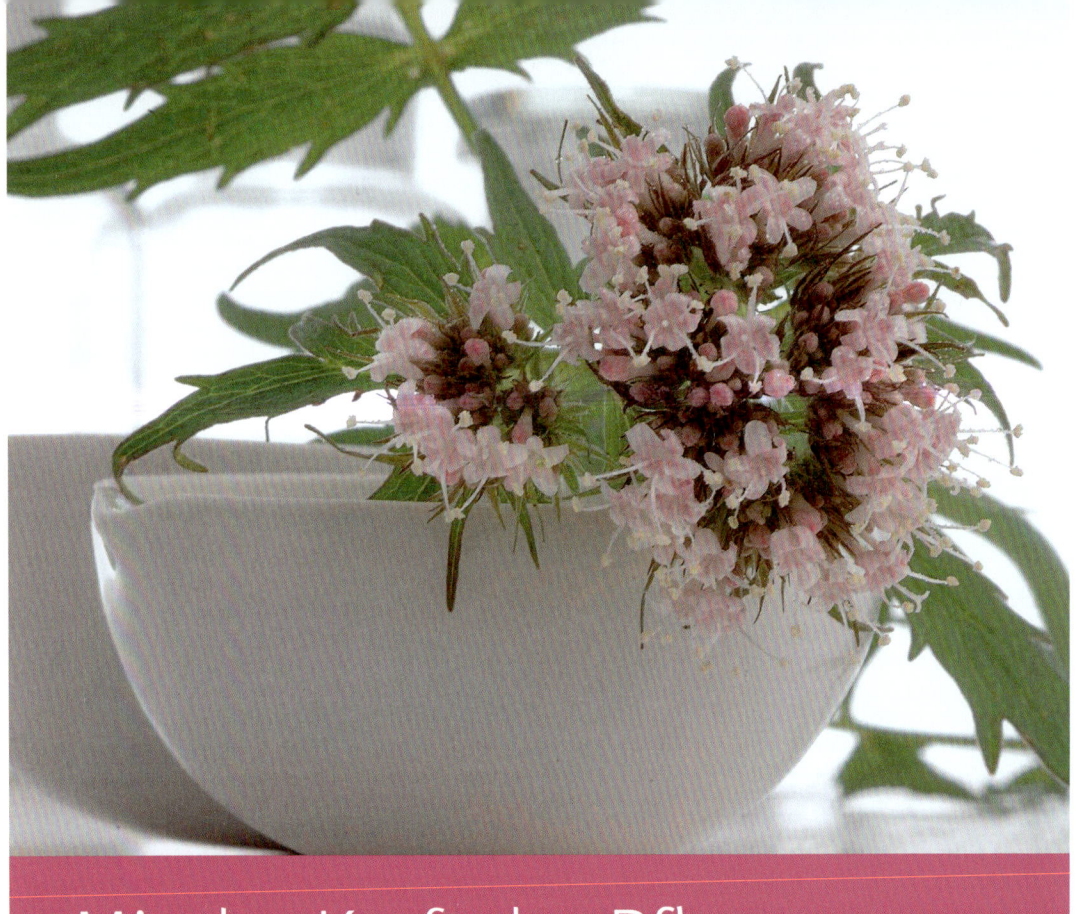

Mit der Kraft der Pflanzen gegen Burnout

Heilpflanzen sind – richtig angewandt – eine nebenwirkungs-arme Alternative zu schulmedizinischen Mitteln und können bei chronischem Stress, Burnout und Erschöpfung eingesetzt werden. Johanniskraut ist hier eine der bekanntesten Vertreterinnen. Seine Wirkung ist bereits in zahlreichen Studien nachgewiesen. Bei Überforderung können die im Folgenden genannten Heilpflanzen eine wertvolle Hilfe sein. Ihre vielen nützlichen Inhaltsstoffe wirken ausgleichend, beruhigend und energiespendend.

Viele Heilpflanzen, die wir heute bei Stress, Schlafstörungen und Erschöpfung einsetzen, hatten in früheren Zeiten oft ein ganz anderes Anwendungsgebiet. So diente Johanniskraut früher vor allem als Wundmittel. Erst seit dem 18. Jahrhundert wird es zur Nervenstärkung und Stimmungsaufhellung eingesetzt.

Auch Kombinationspräparate mit Johanniskraut, Baldrian und Passionsblume haben sich bewährt. Die Wirkstoffe der drei Einzelpflanzen verstärken sich, so zum Beispiel in Neurapas Balance® (Seite 84). Durch die Kombination können Schlaf, Konzentration und Stimmung deutlich verbessert werden.

Baldrian

Baldrian (*Valeriana officinalis*) gedeiht fast in ganz Europa an feuchten Standorten sowie auf Hochstaudenfluren. Als Heilpflanze ist er bereits seit der Antike bekannt. Im ältesten schriftlichen Zeugnis der Klostermedizin, dem »Lorscher Arzneibuch« (geschrieben um das Jahr 795), heißt es: »Allzu viel Schlaf gleicht das Mittel mit Wachen aus, bei übermäßiger Schlaflosigkeit sorgt es für entsprechenden Schlaf und es befreit von Erschöpfung …«

GU-ERFOLGSTIPP   BALDRIAN FÖRDERT DEN SCHLAF

Schlafstörungen sind eine häufige Begleiterscheinung bei Stress, nervöser Unruhe und Burnout. Die Ursachen von Schlafstörungen sind medizinisch noch nicht vollständig erforscht. Man geht jedoch davon aus, dass sowohl das Wach- als auch das Schlafsystem an Ein- und Durchschlafstörungen beteiligt sind. Der Stoffwechsel ist am Tag und in der Nacht zu aktiv, sodass das Gehirn die erhöhte Erregungsaktivität in der Nacht nicht mehr herabsetzen kann. Häufig wird der Baldrian als Mittel gegen Einschlafstörungen empfohlen. Er macht jedoch nicht müde, sondern beruhigt das zentrale Nervensystem. Baldrian setzt genau wie die Passionsblume an den GABA-Rezeptoren (Bindungsstellen im Zentralnervensystem, die ganz bestimmte Neurotransmitter binden) an und wirkt dadurch beruhigend, angstlösend und schlaffördernd. Durch den verbesserten Schlaf ist man tagsüber konzentrierter und hat eine bessere Gedächtnisleistung. Nehmen Sie 600 mg Baldrian circa 30 Minuten vor dem Zubettgehen ein.

DAUER DER EINNAHME
Für alle genannten Heil-
pflanzenpräparate emp-
fiehlt sich eine Einnahme
über zwei bis drei Monate.
Bitte beachten: Die Wir-
kung von Johanniskraut-
Präparaten setzt erst nach
7 bis 14 Tagen ein.

Wirkung

Die Inhaltsstoffe der Baldrianwurzel helfen bei nervösen Spannun-
gen, bei Angst, motorischer Unruhe, Konzentrationsschwäche und
Schlaflosigkeit. Sie haben einen beruhigenden, entkrampfenden
Einfluss auf die Muskulatur, stärken die intellektuelle Leistungsfähigkeit, aber auch das Durchhaltevermögen, ohne dabei anregend zu
wirken. Baldrian fördert die Kraft, die aus der Ruhe kommt, und
beruhigt die bei Burnout-Patienten typische nervöse Übererregtheit.

Anwendung

Verwendet wird die getrocknete Wurzel für einen Tee oder Kalt-
auszug (mit kaltem Wasser übergießen und 12 Stunden ziehen
lassen). In Apotheken und Reformhäusern ist Baldrian auch als
Tinktur, Dragees, Tabletten und Saft erhältlich (etwa als Baldri-
vit®, als Kombinationspräparat in Pasconal® Nerventropfen oder
in Form von Neurapas Balance®).
Dosierung: Als Einzelpräparat werden 600 mg Baldrianextrakt
empfohlen. Sie können die Tagesdosis circa 30 Minuten vor dem
Schlafengehen einnehmen.

Gerstengras

Gerstengras (gekeimte Gerste oder Sprießkorngerste) ist ein un-
terschätztes natürliches Nahrungsergänzungsmittel. Denn es liefert eine Fülle an Stoffen, die bei Burnout überaus nützlich sind.
Bereits vor 40 Jahren fand der japanische Wissenschaftler Dr. Yos-
hihide Hagiwara heraus, dass Gerstengras mehr Mineralien, Vitamine, Spurenelemente, Enzyme, Bioflavonoide und Chlorophyll
enthält als alle bis dahin untersuchten Pflanzen.

**WERTVOLLE
ERGÄNZUNG**
Der hohe Gehalt des Gers-
tengrases an Mineralstof-
fen und Vitaminen fördert
die Entspannung, verbes-
sert den Schlaf und wirkt
gegen Erschöpfung.

Gerstengras liefert:
> Kalzium, Eisen, Kalium, Magnesium, Natrium, Phosphor,
Zink, Schwefel, Chlor, Selen, Mangan sowie Chrom, Molybdän
und Silizium
> B-Vitamine, Vitamin A, K, C, Folsäure, Pantothensäure
> Enzyme (wirken als Katalysatoren des Stoffwechsels)
> wichtige Aminosäuren (= Grundbaustoff für Zellen und Neu-
rotransmitter des Gehirns)

> sekundäre Pflanzenstoffe wie Bioflavonoide, Chlorophyll
> ungesättigte Fettsäuren (Seite 53)

Wirkung

Gerstengras liefert dem Körper lebenswichtige, die Gesundheit fördernde Stoffe. Sie steigern die Vitalität und verbessern die Stimmung. Besonders bei Burnout und Erschöpfung ist eine ausreichende Versorgung mit den oben genannten Stoffen wichtig.

Anwendung

Sie finden Gerstengras im Reformhaus, im Bio-Laden oder auch in zertifizierten Online-Shops – ganz nach Ihrer Vorliebe als Gerstengrassaft, Tabletten oder Pulver in Bioqualität.
Dosierung: Nehmen Sie zwei- bis dreimal täglich 5 Tabletten vor den Mahlzeiten mit reichlich Wasser (mindestens 1 Glas) ein.

Johanniskraut

Das Johanniskraut (*Hypericum perforatum*) wächst fast in ganz Europa an Wegrändern, auf Brachflächen und Waldlichtungen. Es blüht zum Sommeranfang, um den Johannistag. Also genau dann, wenn die Tage am längsten sind. Es ist eine Sonnenpflanze und hat nach der volksheilkundlichen Überlieferung die Kraft, dunkle und trübe Stimmung aufzuhellen.

GU-ERFOLGSTIPP　　SONNE FÜR DIE STIMMUNG

In vielen Studien konnte die stimmungsaufhellende, antidepressive Wirkung von Johanniskraut und sein positiver Einsatz bei nervöser Erschöpfung, Nervosität, Schlaf- sowie Angststörungen bestätigt werden. Johanniskraut reguliert den Schlaf-Wach-Rhythmus positiv. So wird Ihr Schlaf tiefer und Sie erleben den Tag wacher und aktiver.

Bei Burnout kann es eingesetzt werden, wenn Sie Ihren Schlaf-Wach-Rhythmus oder die Stimmung verbessern möchten. Die Einnahme als Tabletten oder Kapseln (nach Packungsbeilage) gewährleistet eine ausreichende Dosierung. Vom Tee müssen Sie mindestens 3 Tassen pro Tag trinken, um eine hinreichende Wirkung zu erzielen.

Wirkung

Für die antidepressive Wirkung sind Hypericin und Hyperforin verantwortlich. Diese Inhaltsstoffe bewirken, dass Neurotransmitter wie Serotonin, Noradrenalin oder Dopamin länger wirken können, und führen dadurch zu verbesserter Stimmung.

Anwendung

Johanniskraut ist in Form von Tabletten oder als getrocknetes Kraut für Teezubereitungen in Apotheken und Reformhäusern erhältlich. **Dosierung:** 900 µg Hypericin täglich haben eine gute Wirkung bei Burnout. In Apotheken und Reformhäusern sind viele Johanniskraut-Präparate erhältlich.

Passionsblume

Die Passionsblume (*Passiflora caerulea*) ist eine exotische Kletterpflanze aus den tropischen Regenwäldern Mittel- und Südamerikas. Sie dient schon lange als Arzneipflanze, die Indianer setzten sie gegen Melancholie und Schlaflosigkeit ein. Ab dem 19. Jahrhundert wurde sie auch in Europa und den USA wegen ihrer vielen positiven Effekte bei Erschöpfung und nervöser Unruhe verordnet. Die Passionsblume gilt als natürliches Beruhigungsmittel ohne unerwünschte Nebenwirkungen.

Wirkung

Die Passionsblume ist reich an Alkaloiden, Flavonoiden und Sterinen. Diese Stoffe schützen das Nervensystem vor Reizüberflutung und verhindern so Überforderung. Die Pflanze wirkt als natürlicher Filter, sodass sich Angst und Schlafstörungen verbessern.

Anwendung

Passionsblume gibt es in Apotheken als getrocknetes Kraut für Teezubereitungen sowie als Dragees (mit hoch dosiertem Extrakt), etwa Passiflor Forte®, Neurapas Balance® oder Pascoflair®425. **Dosierung:** Empfehlenswert sind circa 450 mg Trockenextrakt pro Tag. Die Tagesdosis kann abends eine Stunde vor dem Schlafengehen eingenommen werden.

Taigawurzel

Die Taigawurzel (*Eleutherococcus senticosus*), auch Eleuwurzel, wächst in Sibirien und im asiatischen Raum. Der Strauch ist sehr widerstandsfähig und bleibt auch bei extremen Temperaturen immergrün. In der Traditionellen Chinesischen Medizin ist die heilende Wirkung seiner Wurzeln seit dem 3. Jahrhundert vor Christus bekannt. Die Wurzelextrakte werden zur Stärkung der Vitalität und zur Erhöhung der Belastbarkeit eingesetzt.

Wirkung

Die Inhaltsstoffe der Taigawurzel reduzieren Stresshormone und vermindern Alarmreaktionen des Körpers. Stress lässt sich somit wesentlich besser bewältigen. Dadurch erhöht sich auch die Widerstandskraft, Erschöpfungsphasen werden deutlich verkürzt, Sie sind leistungsfähiger. Auch das Immunsystem wird stimuliert.

Anwendung

Taigawurzel gibt es als getrocknete Wurzel für Teezubereitungen sowie als hoch konzentrierten Extrakt oder als Pulver, in Tropfen-, Dragee- oder Tablettenform in Apotheken.

Dosierung: Es gibt verschiedene Taigawurzel- oder Eleuwurzel-Präparate. Bekannt sind Eleu Curarina®-Tropfen. Erwachsene nehmen zweimal täglich 30 Tropfen (= 1,4 g) ein. Die Tropfen können Sie in der Regel bis zu drei Monate lang anwenden. Ist eine erneute Einnahme geplant, sollten Sie eine Pause von einem Monat einhalten, da die Wirkung über diesen Zeitraum hin anhält.

Hilfreiche Tees bei Burnout

Die typische Wirkung einer Heilpflanze beruht auf der Komposition ihrer Inhaltsstoffe. Neben medizinisch wirksamen Bestandteilen wie ätherischen Ölen, Bitterstoffen, Gerbstoffen, Kieselerde und Schleimstoffen enthalten Heilpflanzen auch Mineralien, Vitamine und Spurenelemente. Alle Bestandteile einer Heilpflanze ergeben zusammen die Wirkung auf den Körper. Bei einem Tee werden die Inhaltsstoffe der Pflanzen in Wasser gelöst und können dadurch optimal vom Körper aufgenommen werden.

INTERESSANT

Die Taigawurzel war eines der ersten Naturheilmittel im All, denn Astronauten nutzten ihre heilende Kraft, um die extremen Bedingungen im Weltraum zu lindern.

BURNOUT VORBEUGEN

Die Inhaltsstoffe der Taiga- oder Eleuwurzel bauen Stresshormone ab. Deshalb beugt der Extrakt in Zeiten erhöhter Belastung, aber auch bei bereits eingetretener Erschöpfung einer ausgeprägten Burnout-Symptomatik vor.

Rotbuschtee – der Mineralienspender

Rooibos, wie die Pflanze in Afrika heißt, wächst nur in der Cedarbergregion von Südafrika, einem rund 100 Kilometer langen Gebirgszug nördlich von Kapstadt. Für den Tee werden von Januar bis März die Blätter und Stängel geerntet. Die Rotbuschpflanze enthält mehr als 200 gesundheitsfördernde Inhaltsstoffe wie Kalium, Natrium, Kalzium, Magnesium und Kupfer, zudem reichlich Antioxidanzien, die den Körper vor freien Radikalen schützen (Seite 120). Sekundäre Pflanzenstoffe aktivieren im Organismus wichtige entzündungshemmende und gefäßschützende Prozesse.

Anwendung

Übergießen Sie pro Tasse einen gestrichenen Teelöffel Rotbuschkraut mit kochendem Wasser und lassen Sie den Tee circa 5 Minuten ziehen. Dann sind alle Wirkstoffe vom Tee in das Wasser übergegangen. Trinken Sie etwa 1 Liter Tee über den Tag verteilt.

Teemischung bei Erschöpfung

Die folgende Kräutermischung hilft gegen Erschöpfung und Schlafstörungen und beruhigt das überdrehte Nervensystem. Sie enthält unter anderem die beruhigenden, entspannenden Kräuter Melisse, Baldrian und Hopfen sowie den tonisierenden Weißdorn. Lassen Sie sich den Tee in der Apotheke aus 20 g Johanniskraut, 20 g Melissenblättern, 15 g Weißdornblättern und -blüten, 10 g Pfefferminzblättern, 10 g Baldrianwurzel, 7 g Hopfenzapfen, 7 g Lavendelblüten und 7 g Passionsblumenkraut mischen.

ROOIBOS-FORSCHUNG

Neueste klinische Daten von 2010 von Prof. J. L. Marnewick und anderen (Technische Universität Cape Peninsula in Belleville/Südafrika) weisen darauf hin, dass regelmäßiger Genuss von Rooibostee langfristig vor Herz-Kreislauf-Erkrankungen schützt und neben der Versorgung des Körpers mit lebenswichtigen Mineralien auch den Cholesterinspiegel senkt.

Anwendung

Übergießen Sie einen gehäuften Teelöffel der Mischung mit kochendem Wasser und lassen Sie das Ganze 5 Minuten ziehen. Trinken Sie über den Tag verteilt 3 bis 4 Tassen Tee, zusätzlich noch direkt vor dem Zubettgehen eine Tasse. Kurmäßig können Sie den Tee zwei bis drei Monate lang trinken.

Bewegung ist Lebensenergie

Entspannt ausgeführter Sport beugt Burnout vor und trägt zur Heilung bei. Bewegung regt die Ausschüttung von Endorphinen an, die chemisch den Morphinen ähneln und in unserem Körper für Glücksgefühle sorgen, und lindert Depressionen. Sport, der Spaß macht, wird nicht zur Pflicht, sondern bringt Freude, positive Impulse und wird regelmäßiger betrieben.

Der richtige Sport bei Burnout

Burnout-Patienten bevorzugen naturgemäß leistungsorientierte Sportarten. Denn sie geben nicht nur im Job alles, auch beim Sport entwickeln sie einen ausgeprägten Ehrgeiz, der aber bei Erschöpfung schnell gesundheitsgefährdend werden kann. Gerade für sie stellt der Wechsel zu einer ruhigen Sportart eine interessante Herausforderung dar. Vor allem Sportarten im Freien sind besonders empfehlenswert. Die Sauerstoffversorgung ist optimal, und das Tageslicht regt die Bildung von Vitamin D an.

Besonders geeignet sind zum Beispiel Wandern, Nordic Walking, gemütliches Spazierengehen oder entspanntes Joggen. Darüber hinaus kommen natürlich alle Sportarten infrage, die Ihnen Freude machen und die Sie ohne Druck und Zwang ausführen. Auch Yoga, Autogenes Training, Progressive Muskelentspannung oder Qigong bringen Ausgleich und Entspannung.

Unter Berücksichtigung ausreichender Regenerationszeiten sind pro Woche zwei bis drei Work-outs von 45 Minuten besonders günstig.

Positive Effekte von körperlicher Betätigung

Die Verbesserung von Kondition, Stimmung und Wohlbefinden geht mit der Freude an der Bewegung und mit einem entspannten Gemütszustand einher.

> Bewegung stärkt das Herz-Kreislauf-System, da der Herzmuskel trainiert und dadurch gekräftigt wird. Durchblutung und Sauerstoffversorgung des Herzens bessern sich, auch das Gehirn wird besser mit Sauerstoff versorgt.

> Die Zahl der Zellkraftwerke (Mitochondrien) und der Enzyme, die zur Sauerstoffversorgung der Zellen nötig sind, nehmen zu.

> Die Speicherfähigkeit für Sauerstoff im Blut steigt.

> Regelmäßiger Sport löst verkrampfte Muskeln und sorgt für den Abbau der Stresshormone Adrenalin und Kortisol. Dadurch verbessert sich auch der Schlaf.

Wichtig: Treiben Sie Ihren Sport gelassen, ohne Ehrgeiz und Leistungsdenken. Und gehen Sie Wettbewerben und Kampfsituationen aus dem Weg. Druck in jeder Form, ob Zeitdruck oder Leistungsdruck, schadet bei Burnout immer.

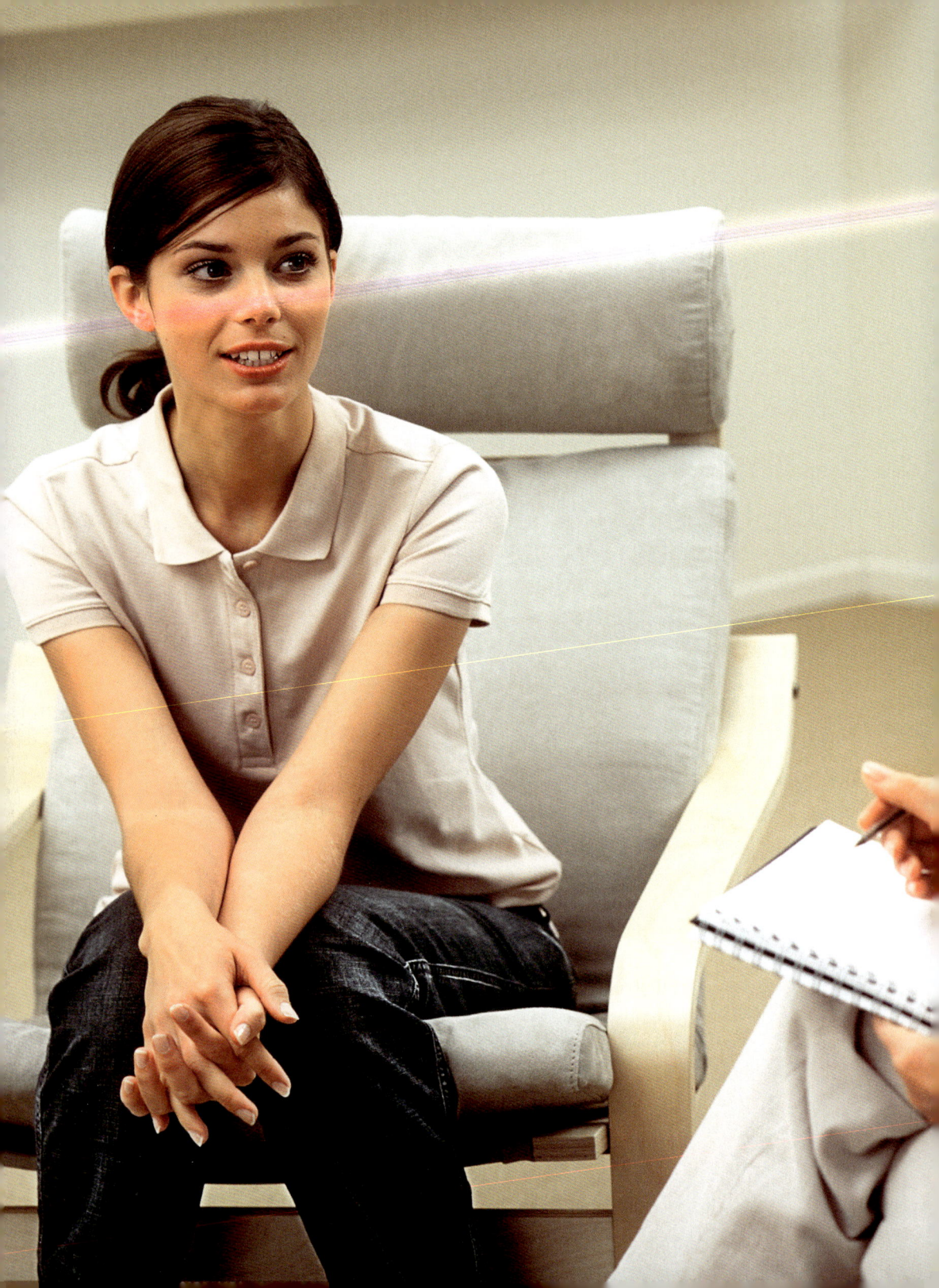

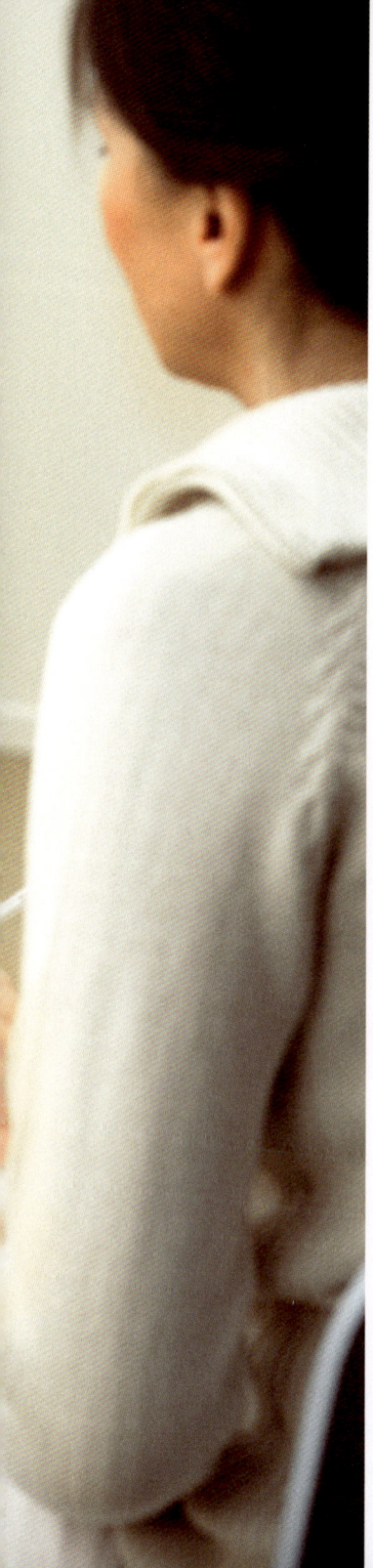

MIT SELBST-COACHING AUS DEM BURNOUT

Bei Burnout im Anfangsstadium reicht neben naturheilkundlichen Anwendungen häufig ein Selbstcoaching, um wieder zu gesünderen Lebensgewohn-
heiten zu finden. Wie dies geht, lesen Sie hier.

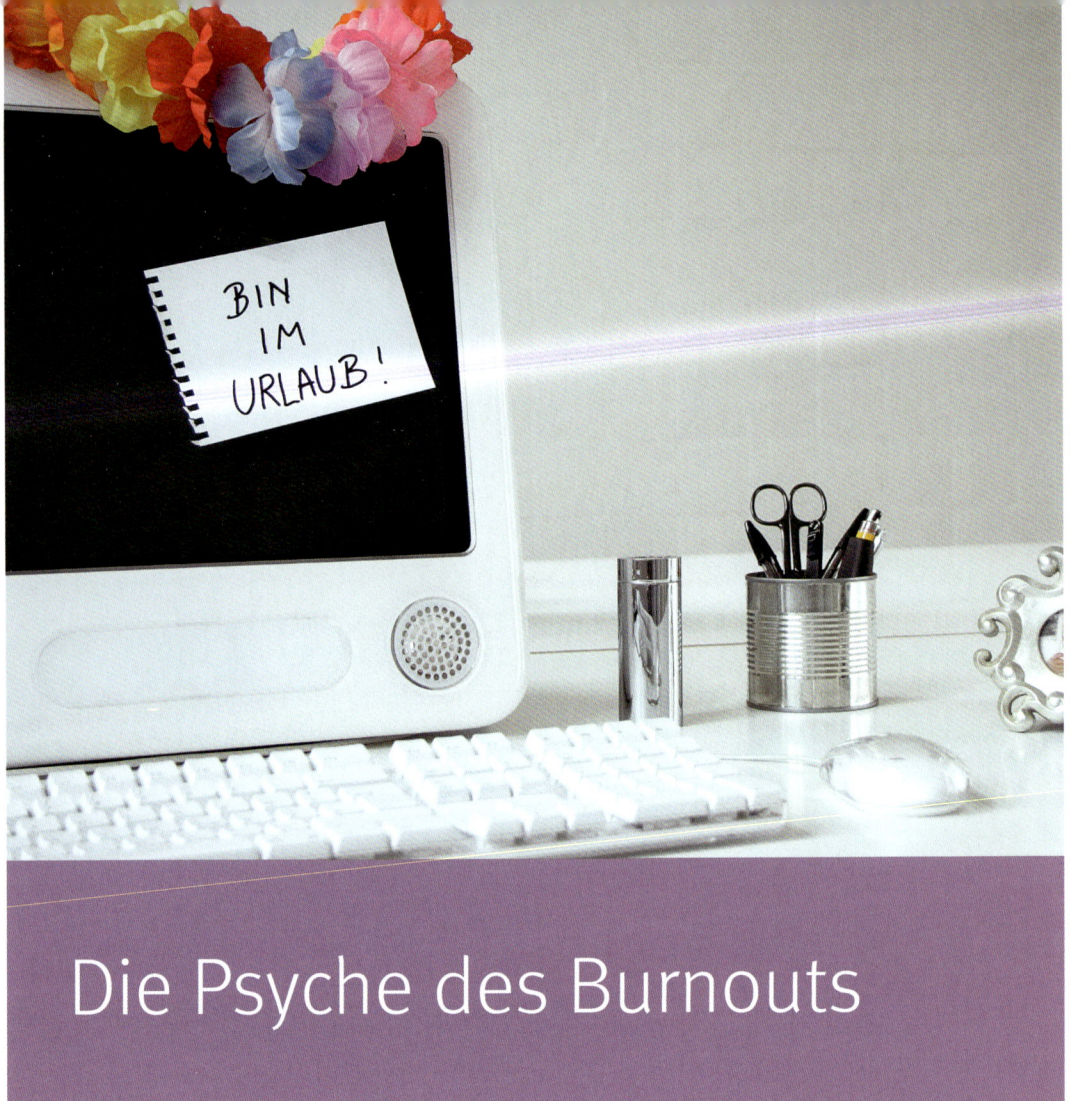

Die Psyche des Burnouts

Seit einigen Jahren kommen immer mehr Menschen mit Burn-out-Symptomatik in Praxen, die ein Coaching wünschen. Auffällig dabei ist, dass sich nur wenige der Betroffenen bewusst sind, wie sie in diese Lage gekommen sind. Schließlich hatten sie doch bisher in ihrem Leben alles im Griff. Und oft empfanden sie sich sogar als überdurchschnittlich handlungsstark und kompetent. Die plötzliche seelische und körperliche Hilflosigkeit ist eine völlig neue Erfahrung, die die meisten sehr stark verunsichert.

Einstellungen, die zu einem Burnout führen

Auf den folgenden Seiten werden die Hintergründe, Haltungen, Glaubenssätze und Verhaltensweisen beleuchtet, die zu einem Burnout führen. Im Lauf der Zeit haben sich vier Einstellungen herauskristallisiert, die Stress verursachen und die Entwicklung eines Burnouts fördern.

Immer weiter so

Paul Watzlawick (1921–2007), der bekannte österreichische Kommunikationswissenschaftler, Psychotherapeut und Psychoanalytiker, erzählt in einem seiner Bücher eine amüsante und sehr lehrreiche Geschichte: Ein betrunkener Mann sucht unter einer Straßenlaterne seinen Schlüssel. Ein Polizist hilft ihm dabei. Nach einer Weile fragt der Polizist: »Und Sie haben den Schlüssel wirklich hier verloren?« Da lallt der andere: »N-nein. Nicht hier. Dort hinten – aber dort ist es viel zu finster.«

So wie der Betrunkene sollten auch wir mal ab und zu einen Schritt zur Seite treten und uns fragen, ob unser Verhalten in unserer derzeitigen stressigen Situation noch hilfreich ist. »Immer weiter so« ist dabei meistens nicht sehr hilfreich. Konkret: Immer größere Anforderungen in Beruf und Privatleben können nicht mehr durch immer längeres Arbeiten und noch mehr Pflichterfüllung kompensiert werden. Wer glaubt, durch Straffung von Arbeitsprozessen und einer noch besseren Organisation des Tagesablaufs im Privatleben immer noch mehr zu schaffen, wird an seine Grenzen stoßen. Und was tun die meisten, wenn sie Grenzen spüren? Wenn sie irgendwann merken, dass es so, wie sie es bisher gemacht haben, nicht mehr weitergeht? Richtig! Sie machen trotzdem immer weiter wie bisher und ändern nichts. Bis irgendwann wirklich nichts mehr geht.

Überhöhte Erwartungen

Durch enorme Leistungserwartungen in Verbindung mit einem hohen Perfektionsanspruch

KOMBINIERTE BEHANDLUNG

Das Coaching liefert wertvolle Hinweise, wie man die psychische Seite eines Burnouts therapieren kann. Doch auch die Prozesse auf der zellulären Ebene bei Burnout dürfen nicht außer Acht gelassen werden, deshalb ist eine kombinierte Behandlung mit Therapie und naturheilkundlichen Mitteln meist optimal.

ERWARTUNGEN ÜBERPRÜFEN

Wer zu viel erwartet, riskiert Frustration und Energiearmut. Wie ein Hochspringer, der ständig die Latte reißt, weil er sich fünf Zentimeter zu viel zumutet. Menschen, die ihre Ziele realistisch einschätzen und deren eigene Zielvorstellungen und Erwartungen häufiger erfüllt werden, sind weniger von Burnout betroffen.

ist eine Erschöpfung vorprogrammiert. Hohe Eigen- und Fremderwartungen lassen kein Scheitern zu und nehmen ein positives Resultat vorweg, da die eigenen Erwartungen erfüllt werden müssen. Treten die Resultate dann nicht so ein wie gedacht und gefordert, ist logischerweise eine Enttäuschung vorprogrammiert. Ein hoher Anspruch an sich selbst führt zur ständigen Überforderung und damit zu Enttäuschungen.

Permanente Frustrationen

Egal ob ehrgeiziges Umsatzziel oder das Ideal des perfekten Familienvaters – wer nicht erreicht, was er will, wird Einsatz und Anstrengung erhöhen, um seine Ziele doch noch zu realisieren. Also länger, härter und verbissener arbeiten, um den Anforderungen von Vorgesetzten, Familienmitgliedern und besonders von sich selbst zu genügen. In dieser Phase nehmen Betroffene Aufgaben mit nach Hause und schalten auch nicht mehr ab. Der Alltag wird zum Kampf, Konflikte mit Vorgesetzten, Kollegen oder dem Lebenspartner erhöhen den Druck. Das Resultat: Es wird weiter an der Leistungsschraube gedreht, um die Ziele trotzdem zu erreichen. In diesem Stadium fällt es ungeheuer schwer, einen Gang zurückzuschalten. Die Logik der Burnout-Betroffenen: Würden sie das tun, könnten ja alle ihre Befürchtungen eintreten. Am Ende übernimmt die nackte Angst das Zepter.

TIPP

Vermeiden Sie Situationen, in denen Sie Misserfolge erleben oder die garantiert mit einem Misserfolg enden. Sie erhöhen das Burnout-Risiko, weil das Selbstwertgefühl bei Misserfolgen immer weiter sinkt.

Negative Denkmuster

Die negative eigene Bewertung ist ein ganz wichtiger Faktor bei der Entwicklung eines Burnouts. Anklagende innere Stimmen verstärken die Situation noch. Sätze wie »Das habe ich mal wieder verbockt«, »Da hätte ich nicht so schnell klein beigeben sollen« oder »Jetzt bin ich bei der Beförderung schon wieder übergangen worden« schmälern das Selbstwertgefühl.

Stoppen Sie negative Energien und nutzen Sie die Kraft der positiven Selbstinstruktion. Wandeln Sie ein »Das schaffe ich nicht« um, zum Beispiel in »Ich habe solche Situationen schon öfter gemeistert. Und dieses Mal schaffe ich es auch«.

Es kostet viel Disziplin, die eigenen Sprach- und Denkmuster zu erkennen und zu verändern. Die Beschäftigung mit den eigenen Unzulänglichkeiten lenkt die Aufmerksamkeit auf Mängel und Unvollkommenheit. Wenn Sie sich stattdessen innerlich für die gelungene Präsentation, den gut organisierten Geburtstag wertschätzen und loben und bewusst positiv über Ihre Leistung nachdenken, spüren Sie frische Energie.

Arbeit allein macht noch kein Burnout

Schuld am Burnout ist angeblich immer die schwierige, ungesunde Arbeitssituation. Die zunehmende Arbeitsbelastung ist als eine Ursache natürlich nicht wegzudiskutieren. Doch hat dauerhafte Erschöpfung meist tiefere Gründe.

Sinnlosigkeit des Lebens

Immer mehr Menschen fehlt der Sinn im Tun. Denn sie sind meist nur damit beschäftigt, hohe Erwartungen zu erfüllen, die andere und sie selbst stellen. In dieser Zerrissenheit versuchen sie, in allen Bereichen des Lebens zu performen. Sie rennen permanent im Kreis. Und vergeuden in diesem Hamsterrad Unmengen an Energie für Bedürfnisse und Wünsche, die gar nicht die eigenen sind. Es ist so, als ob sie sich ein Stück von sich selbst entfernt haben.

Der »funktionierende« Mensch

Viele Menschen mit Burnout haben es verlernt oder auch nie gelernt, Nein zu sagen. Wenn sie die Bedürfnisse und Erwartungen der anderen nicht erfüllen, stellt sich schnell ein ausgeprägtes schlechtes Gewissen ein. Sie fühlen sich dann schlecht.

Sowohl in der Trotzphase (etwa drittes bis fünftes Lebensjahr) als auch in der Pubertät

DIE MACHT UNSERER GEDANKEN

Positive Vorstellungsbilder haben eine starke Wirkung auf unsere Psyche, denn das Gehirn kann mit motivierenden Gedanken besser arbeiten. Wenn Sie sich innerlich immer wieder bildhaft vorstellen, seelisch stabil, gesund und zufrieden zu sein, können Sie Ihre Zufriedenheit steigern. Stehen Sie vor einer schwierigen Situation, dann stellen Sie sich vor, Sie haben sie bereits bewältigt. Dadurch stellen Sie im Körper diesen gewünschten Zustand her. Positive Tagträume können die seelische Gesundheit erhalten.

lernen wir Nein zu sagen. Dadurch gewinnen wir mehr Autonomie. Diese Loslösung wird vom Kind als sehr lustvoll und voller Lebensfreude erlebt. Intuitiv ist sich das Kind sicher, dass es trotz seines Neins nicht aus der Familie ausgeschlossen wird.

Wird dieser Autonomieprozess – aus welchen Gründen auch immer – von den Eltern unterdrückt, reagiert das Kind mit angepasstem Verhalten. Personen, die das Neinsagen nicht geübt haben und die Loslösung von der Familie in der Kindheit nicht voller Freude erleben durften, fällt es häufig auch im späteren Alter schwer, zu den eigenen Wünschen zu stehen. Das Leben wird dann oft zur bedingungslosen Pflichterfüllung.

Durchkämpfen

Menschen mit Burnout haben oft schon sehr früh Verantwortung für sich und andere übernommen: zum Beispiel schon früh die Geschwister versorgt, weil die Mutter berufstätig war, oder Tätigkeiten verrichtet, die eigentlich für Erwachsene gedacht sind. Damit sind Kinder einfach überfordert. Ergebnis dieser »Erziehung« sind häufig Menschen, die ihren Weg allein gehen und auf Unterstützung verzichten. Hilfe von anderen wird häufig nicht oder sehr spät angenommen, sodass viele Tätigkeiten selbstständig bis zur Erschöpfung ausgeführt werden.

ABGRENZUNG UND NEIN SAGEN

Wir alle haben das Grundbedürfnis nach Liebe und Anerkennung. Wenn wir Nein sagen, haben wir häufig Angst vor Ablehnung. Vor allem, wenn wir merken, dass wir den anderen enttäuschen. Es gibt jedoch immer die Möglichkeit, Nein zu sagen: Überlegen Sie vorher, welchen Preis Sie zahlen, wenn Sie Ja sagen, und formulieren Sie Ihr Nein freundlich, bestimmt und respektvoll.

Ihre Entscheidung können Sie, wenn sie schwerfällt, auch etwas aufschieben. Mit der Bitte um Bedenkzeit können Sie Ihr Nein in Ruhe formulieren. Es ist jedoch besonders wichtig, dass Sie sich selbst das Neinsagen erlauben, denn es ist Ihr gutes Recht. Und das Beste dabei: Der Respekt vor sich selbst sowie der Respekt, den andere vor Ihnen haben, wächst.

Das Konzept der »Inneren Antreiber«

Dieses Konzept stammt aus der sogenannten Transaktionsanalyse (Kahler und Caspers, 1974). Es ist eine der Haupterklärungen für Stress, Überarbeitung und Burnout. Die Transaktionsanalyse beschreibt, dass wir unterschiedliche Anteile in uns haben, die unser Denken, Fühlen und Handeln steuern. Diese Anteile können teilweise auch miteinander im Konflikt stehen. Das heißt zum Beispiel, dass ein Anteil alle anstehenden Aufgaben in den nächsten Wochen erledigen möchte, während ein anderer dringend Urlaub und Erholung benötigt. Beide Anteile oder inneren Stimmen stehen nun im Konflikt. Die pflichtbewussten Anteile kann man auch als innere Antreiber bezeichnen.

Wie »innere Antreiber« entstehen

»Antreiber« werden durch Eltern, Vorbilder und die Gesellschaft als gut gemeinte Botschaften übermittelt und von den Kindern erlernt. Kinder erfahren aus den Aussagen der Eltern, was scheinbar richtig und falsch ist. Ebenso werden Menschen durch Erfahrungen, die sie in bestimmten Situationen gemacht haben, geprägt. Deren Folge sind wiederum lebenslange Verhaltensmuster. Obwohl Menschen bei Burnout häufig sehr genau wissen, wie sie ihr beginnendes oder weiter zunehmendes Burnout stoppen könnten, schaffen sie es trotz guter Vorsätze nicht, diese Dinge im Leben zu ändern. Also zum Beispiel früher Feierabend zu machen oder keine Arbeit mit in Freizeit und Urlaub zu nehmen.

Antreiber Nr. 1: Mach es allen recht!

Menschen, die es allen recht machen wollen, sind häufig beliebt und kommen gut bei anderen an. Durch die fehlende Abgrenzung werden sie jedoch schnell von ihren Mitmenschen ausgenutzt und arbeiten dann für andere mit. Da sie sehr schlecht Nein sagen können, laden sie sich viel Arbeit auf, die dann am Ende die persönliche Belastungsgrenze überschreitet.

Abhilfe: Die Stimme »Mach es allen recht« ist bei Burnout am stärksten ausgeprägt und hat den größten Einfluss auf unser Tun. Die Lernaufgabe besteht nun darin, auch mal Nein zu sagen, eigene

---

WEGBEREITER FÜR BURNOUT

Viel Verantwortung, maßlose Pflichterfüllung kombiniert mit hohen Ansprüchen und wenig Hilfe im Leben kann zu negativem Stress und in der Folge zu Burnout führen.

Bedürfnisse in den Vordergrund zu stellen, obwohl das Gegenüber mit der Entscheidung nicht einverstanden ist. Übernehmen Sie Verantwortung für Ihr eigenes Wohlergehen, denken Sie nicht immer an das Befinden der anderen. Überlegen Sie, welches Ihre eigenen Bedürfnisse und Wünsche sind, und entwickeln Sie den Mut, dazu zu stehen. Handeln Sie danach! Geben Sie sich die Erlaubnis, dass es okay ist, es nicht allen recht zu machen.

Nein zu sagen ist für viele Menschen, die an Burnout erkrankt sind, eine interessante Herausforderung.

Antreiber Nr. 2: Sei perfekt!

Der Glaubenssatz »Sei perfekt« ist häufig nützlich für Tätigkeiten, bei denen Präzision, Genauigkeit und Sorgfalt erforderlich sind. Der Perfektionist will immer noch ein bisschen besser sein als die Konkurrenz. Und um seine Ziele zu 100 Prozent erfüllen zu können, investiert er eine Menge Energie, Zeit und selbstauferlegten Leistungsdruck.

Abhilfe: Der zweitwichtigste Antreiber verursacht eine extreme innere Anspannung. Nur selten führt Perfektion zum gewünschten Erfolg, denn man kann sie nur von Maschinen erwarten. Besser ist es, zu sagen: »Ich darf Fehler machen und daraus lernen.« Übrigens sind 80 bis 90 Prozent Pflichterfüllung in den meisten Fällen mehr als genug.

TIPP

Bevor Sie etwas gegen Ihr Burnout tun können, müssen Sie erst Ihre unbewussten Glaubenssätze entlarven. Sonst scheitern alle guten Vorsätze an diesen inneren Antreibern.

Antreiber Nr. 3: Sei schnell!

Dieser Antreiber sorgt für schnelle Entscheidungen und für die schnelle Umsetzung anliegender Arbeiten. Allerdings bleibt dann die Zeit für persönliche Gespräche und Ruhepausen auf der Strecke. Wer von sich selbst eine sehr hohe Effektivität und Schnelligkeit erwartet, gibt sich selten ausreichend Zeit für die Erledigung der Aufgaben. Geschweige denn die nötige Zeit zur Regeneration. Dies nutzen auch diejenigen aus, die die Arbeit verteilen.

Abhilfe: Machen Sie sich bewusst, welche Aufgaben wirklich dringlich sind und wie viel Zeit Ihnen für jede Aufgabe zur Verfügung steht. Welche Stimme in Ihnen drängt Sie dazu, schnell zu sein? Nehmen und geben Sie sich Zeit zur Erledigung Ihrer Aufgaben.

Antreiber Nr. 4: Sei stark!

Durch diesen Antreiber wagen sich Menschen an verantwortungsvolle Tätigkeiten, größere Projekte und wachsende Aufgaben. Der Nachteil liegt in der Gefahr, sich zu überschätzen und sich selbst zu überfordern. Da nur Schwächlinge Schwächen haben, werden eigene Grenzen ignoriert und der Organismus auf Dauer überfordert. Bei Beschwerden gehen diese Menschen auch nicht rechtzeitig zum Arzt. Sie halten sich ja für stark. Der Preis für dieses »heldenhafte Verhalten« ist jedoch hoch.

Abhilfe: Schaffen Sie sich Oasen des Rückzugs, etwa eine Leseecke, einen Bastelkeller oder ein gemütliches Sofa, wo Sie sich mal fallen lassen können und sich geborgen fühlen. Lernen Sie, auch Ihre weichen Seiten in den Alltag zu integrieren. Und versuchen Sie, etwas von Ihrem Schutzpanzer abzulegen und sich ein wenig zu öffnen. Das werden Ihnen auch Ihre Mitmenschen danken, denn Sie werden dann nicht mehr nur noch als unverwundbare und unverletzbare Person wahrgenommen.

Antreiber Nr. 5: Streng dich an!

Dieser Glaubenssatz stammt in der Regel von Menschen, die es gewohnt sind, Dinge anzupacken, und die es normal finden, sich permanent anzustrengen. Denn sie denken, dass nichts von selbst geht. Der Nachteil ist jedoch, dass man nicht zufrieden ist, wenn Dinge leicht funktionieren, weil eine Tätigkeit, für die man sich nicht angestrengt hat, wenig wert ist. Diese Menschen tun häufig zu viel des Guten. Leichtigkeit und Gelassenheit fehlen ihnen.

Abhilfe: Erlauben Sie sich Leichtigkeit, Spaß und Freude beim Tun. Um erfolgreich zu sein, muss man sich nicht ständig anstrengen. Es darf auch einfach gehen, denn auch leichte Tätigkeiten und Aufgaben tragen zum Gelingen des Ganzen bei und sind deshalb wertvoll. Freuen Sie sich am Fortschritt einer Tätigkeit oder eines Prozesses und nutzen Sie Pausen immer wieder zur Entspannung.

MACHEN SIE ES SICH LEICHT!

Dieser Satz soll Sie daran erinnern, dass Sie mehrere Möglichkeiten haben, das Alltägliche zu erledigen. Ziehen Sie alle Möglichkeiten in Betracht und beziehen Sie zur Umsetzung Ihrer Aufgaben zum Beispiel auch andere Menschen mit ein. Es geht nicht darum, ungenauer oder schlechter zu arbeiten, sondern stressfreier. Dies gilt sowohl für zu Hause als auch im Beruf.

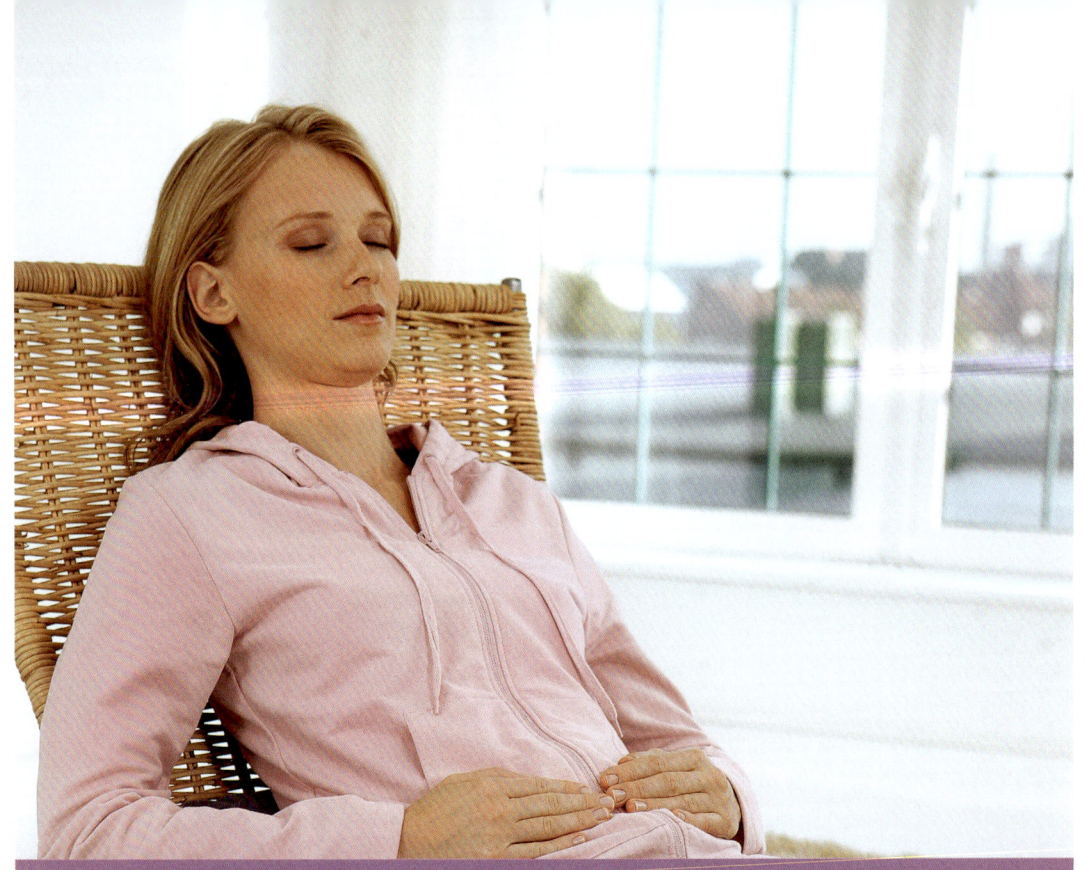

Aus dem Burnout
herausfinden

Vor jeder Therapie steht der Wunsch oder auch die Notwendigkeit, Dinge verändern zu müssen. Plötzlich wird klar, dass es nicht mehr wie gewohnt weitergehen kann. Diese Einsicht ist der erste Schritt zur Heilung. Denn er gibt Kraft und die Initiative, die nötigen Maßnahmen einzuleiten. Die Beschäftigung mit dem Thema Burnout, mit Informationen, Hintergründen und Ursachen ist eine wichtige und sinnvolle Maßnahme, um neue Schritte zu wagen und um neue Einstellungen zu erlernen.

Coachen Sie sich selbst

Seit Jahren nutzen Sportler den Ansatz des Selbstcoachings, um sich in einen guten, kraftvollen Zustand zu bringen. Vor wichtigen Ereignissen erinnern sie sich ganz bewusst an schwierige Situationen, die sie mit Bravour gemeistert haben. So entstehen positive Gefühle im Körper, die zu einem Gefühl von Selbstvertrauen und Stolz führen. Dadurch versetzen sie ihr Gehirn in einen Zustand, in dem sie ihre bereits erlebten Kompetenzen nutzen können.

Für den Burnout-Betroffenen heißt das: Die Erinnerung bzw. das wiederholte innerliche Erleben, dass etwas Schwieriges, zum Beispiel das letzte scheinbar heikle Gespräch mit dem Chef, mit Zuversicht, innerer Sicherheit und Gelassenheit abgelaufen ist, bringt ihn wieder in einen guten, angstfreien psychischen und körperlichen Zustand.

Was genau ist Selbstcoaching?

Darunter versteht man die bewusste Begleitung durch einen inneren Unterstützer, Ihren eigenen inneren Coach. Im Selbstcoaching nehmen Sie sich selbst gegenüber die Haltung eines achtsamen Freundes ein und können dadurch eingefahrene Wege verlassen und neue Verhaltensweisen etablieren.

Beim Selbstcoaching leiten Sie Ihre Gedanken und Gefühle in eine bestimmte Richtung. So lenken Sie zum Beispiel Ihre Aufmerk-

SELBSTCOACHING

Beim Selbstcoaching werden Gefühle mit einbezogen und es wird mit Achtsamkeit gearbeitet. Es ist eine selbstgesteuerte Verbesserung der Kompetenz.

AB WANN IST PROFESSIONELLE HILFE NÖTIG?

Sofern Sie schon Symptome aus den Burnout-Phasen (siehe Seite 12) bei sich selbst erkannt haben, sollten Sie diese auf keinen Fall auf die leichte Schulter nehmen. Was mit relativ leichten und harmlosen Symptomen anfängt, kann sich schnell zu einem ernsten, lebenseinschränkenden Thema ausweiten. Lassen Sie es nicht so weit kommen. Wenn Sie mithilfe des Selbstcoachings in diesem Buch nicht mehr den Weg aus dem Burnout finden, sollten Sie die Hilfe eines professionellen Coaches oder Therapeuten in Anspruch nehmen.

samkeit bewusst auf frühere Erlebnisse und begeben sich gedanklich in einen ganz bestimmten Zustand. Dabei rufen Sie alle positiven, kraftgebenden Erfahrungen aus Ihrem Leben ab und wandeln das Gefühl der Hilflosigkeit nach und nach in gute Gefühle wie Kompetenz und Verantwortung um.

Wichtig ist, dass Sie sich dafür Zeit nehmen! Ist Ihr innerer Zustand schlecht, kann die Suche nach positiven Gedanken auch etwas länger dauern. Das gilt besonders für Menschen, die sich deprimiert oder ausgebrannt fühlen. Wenn Sie häufig üben, werden Sie mit der Zeit jedoch immer besser. Jeder Mensch hat Kraftquellen, die nur darauf warten, angezapft zu werden.

Die eigenen Kraftquellen

Burnout-Betroffene erledigen zu viele Dinge aus Pflichtbewusstsein. Diese Tätigkeiten laugen sie aus, statt Energie und Kraft zu spenden. Ein wichtiger Meilenstein auf dem Weg aus dem Burnout ist die Erkenntnis der eigenen Kraftquellen und dass man lernt, sie anzuzapfen. Beschäftigen Sie sich mit Dingen, bei denen

GU-ERFOLGSTIPP   ZAPFEN SIE IHRE KRAFTQUELLEN AN!

Diese Übung erschließt Ihnen Kraft aus positiven Ereignissen, die Sie in Ihrer Vergangenheit erlebt hatten.

Setzen Sie sich bequem auf einen Stuhl oder in einen Sessel und kommen Sie zur Ruhe. Wandern Sie nun in Gedanken entlang Ihres Lebensweges zurück. Stellen Sie sich das wie einen Spaziergang vor. Halten Sie an allen Stellen an, an denen Sie sich besonders kraftvoll, hingebungsvoll, erfolgreich, lösungsorientiert oder ähnlich erlebt haben. Bleiben Sie hier einige Zeit und durchleben Sie diese Situationen noch ein-

mal. Genießen Sie die positiven Gefühle und Bilder, die in Ihnen auftauchen. Und speichern Sie diesen Wegpunkt als Ressource, als Kraftquelle für die Gegenwart. Alle diese kraftvollen Lebenssituationen aus Ihrer Vergangenheit können Sie nun für Ihre Zukunft nutzen. Denn die meisten Erlebnisse lassen sich problemlos auf momentane Situationen übertragen. Das gilt übrigens auch für Ihre Fähigkeiten. Fragen Sie sich dabei: »Welche meiner Fähigkeiten kann ich nutzen, um eine gewünschte Lebenssituation zu erreichen?«

Sie mit Leib und Seele dabei sind! Wenn Sie zum Beispiel gern walken oder joggen, weil Sie die frische Luft und Natur genießen und sich gern bewegen, dann laufen Sie. Sie sollten das aber nicht an einen Zweck binden, etwa um Gewicht zu reduzieren oder ein neues Leistungsziel zu erreichen.

Eigene Energiequellen und -räuber kennenlernen

Um herauszufinden, was Ihnen Energie raubt oder gibt, denken Sie an Tätigkeiten, die Ihnen besonders viel Spaß machen und bei denen Sie sich sehr energiegeladen fühlen. Dabei kommt jede Aktivität infrage, ob wichtig oder unwichtig. Auch Aktivitäten, die Sie lange nicht durchgeführt haben, sind bedeutungsvoll. Dazu zählen zum Beispiel

> kreative oder musische Aktivitäten
> geistige Aktivitäten jeglicher Art
> Aktivitäten mit anderen Menschen
> körperliche, sportliche Aktivitäten
> handwerkliche Aktivitäten oder Hobbys

Danach überlegen Sie, was Ihnen Kraft und Motivation nimmt. Am Ende machen Sie sich die Kraftgeber und Kraftnehmer noch mal bewusst. Versuchen Sie, in Zukunft Dinge, Tätigkeiten und Beziehungen zu minimieren, die Ihnen augenscheinlich eine Menge Energie entziehen. Nutzen Sie dabei nicht nur Ihren Verstand, sondern auch Ihr »Bauchgefühl« und Ihre Intuition.

TIPP
Kraftquellen helfen Ihnen, Ihre Ziele zu erreichen. Sie gehören zu unseren Potenzialen, können allerdings oft versteckt und daher ungenutzt sein. Dabei kann es sich um jede Tätigkeit handeln, die man sich denken kann. Nur ein Kriterium zählt: Es sollte Spaß machen.

Wichtige Fähigkeiten gegen Burnout aktivieren

Mit den im Folgenden vorgestellten Fähigkeiten können Sie sich effektiv entlasten und langfristig eine Verbesserung bei Burnout erzielen. Die Fähigkeiten helfen vor allem, um langfristig Ihre Energietanks aufzufüllen.

Lernen Sie, erfolgreich zu delegieren

Burnout-Patienten glauben, alles selbst machen zu müssen. Hintergrund ist, dass Delegieren für viele negativ klingt. Schon das Wort stößt besonders bei Frauen häufig auf Ablehnung.

Gerade überarbeitete Menschen halten meist nicht viel von der Idee, ihre Aufgaben zu delegieren. »Das macht sowieso keiner richtig«, »Keiner außer mir weiß, wie das geht«, »Bis ich das jemandem erklärt habe, habe ich es schon selbst gemacht« – die Liste der Ausreden ist lang. Dabei ist es bei Überarbeitung eine sehr effektive Methode, bestimmte, klar definierte Aufgaben an andere zu delegieren. Denn durch sinnvolles Verteilen der Arbeit gewinnen alle Seiten, weil sich die Verantwortung mit allen positiven und negativen Auswirkungen auf mehrere Schultern verteilt.

Gehen Sie in kleinen Schritten vor. Sicher machen Sie wie so viele erfolgreiche Frauen und Männer auch zu Hause alles selbst. Lassen Sie nun Ihre Blusen oder Hemden in der Reinigung bügeln. Oder stellen Sie eine Haushaltshilfe ein. Sie werden merken, dass viele kleine Entlastungen eine große Hilfe sein können.

Übertragen Sie dann diese positiven Erfahrungen auch auf Ihre berufliche Situation. Konzentrieren Sie sich auf die Dinge, die Sie am besten können. Überlassen Sie den Rest konsequent Menschen, die sich damit besser auskennen. Dadurch gewinnen Sie

NICHT DELEGIEREN KÖNNEN

Machen Sie sich bewusst, warum Sie nicht delegieren können oder wollen: Könnte es damit zu tun haben, dass Sie kein Know-how abgeben wollen? Dass Sie durch bewusstes oder unbewusstes Zurückhalten von Wissen den eigenen Machtstatus aufrechterhalten möchten? Der Wunsch, unersetzbar zu sein, ist oft von einem hohen Maß an Angst geleitet, die Position oder gar den Arbeitsplatz zu verlieren. Fragen Sie sich, wie realistisch es wirklich ist, zum Beispiel den Arbeitsplatz zu verlieren, denn häufig entsprechen unsere Ängste nicht der Realität.

Um Aufgaben zu delegieren, sollten Sie zuerst überprüfen, welche Tätigkeiten Sie delegieren könnten und welche Konsequenzen dies haben könnte – etwa, dass Sie nacharbeiten müssen, dass das Projekt scheitern könnte etc. Entscheiden Sie dann, welche Tätigkeiten Sie selbst durchführen möchten und welcher Mitarbeiter für delegierbare Aufgaben in Frage kommt. Schenken Sie den Menschen, denen Sie eine Aufgabe oder Teilaufgabe übergeben, Ihr Vertrauen, und bestärken Sie diese Personen darin, dass sie die gestellten Aufgaben gut lösen werden.

mehr Zeit für das Wesentliche, können Ihre Kapazitäten ausschöpfen und schaffen Freiraum, Zeit und Energie für sich.

Akzeptieren Sie Ihre Grenzen

Engagement und Pflichtgefühl hindern uns häufig, unsere eigenen Grenzen zu spüren und zu respektieren. Obwohl viele Menschen über 60 Stunden pro Woche arbeiten und sich danach erschöpft fühlen, gönnen sie sich selbst nach getaner Arbeit keine Ruhe oder Entspannung. Denn es gibt ihnen ein gutes Gefühl, die Arbeit geschafft zu haben. Um dieses Highlight immer wieder zu haben, suchen sie sofort nach der nächsten Aufgabe ... und erkranken so mit Sicherheit an Burnout.

Niemand hat unendliche Kraft. Akzeptieren Sie, dass Ihre Energien und Möglichkeiten begrenzt sind. Lassen Sie nach einer Schaffensphase auch Zeiten der Entspannung zu. Dies ist ein erster Schritt aus dem Burnout. Und damit zur Heilung.

ABGRENZUNG SCHAFFT FREIRÄUME

Nein sagen ist die wichtigste Lernaufgabe von Burnout-Betroffenen:

> Ein Nein befreit und bringt Zeit für andere Dinge.

> Durch ein Nein wächst Ihr Selbstvertrauen.

> Akzeptieren Sie auch ein Nein von anderen.

> Ein Nein kostet Mut, die Konsequenzen sollten Ihnen deshalb vorher klar sein.

Fallbeispiel

Anke (41) arbeitet in der Versicherungsbranche. Sie kam zum Coaching, weil sie es nicht schaffte, nach Feierabend abzuschalten. Sie erzählte, dass das neue Aufgabengebiet sie besonders belastete, weil sie sich darin unbedingt beweisen wollte. Da sie Termine einhalten musste, konnte sie keine Aufgaben auf den nächsten Tag verschieben. Dadurch machte sie fast täglich Überstunden. Die Folge: Anke konnte nicht mehr schlafen. Sie musste stets daran denken, was sie noch zu erledigen hatte. Wichtig war ihr, dass niemand merkte, dass ihr alles über den Kopf wuchs.

Als sie massiven Schwindel bekam, ging sie zum Arzt, der sie krankschrieb und ihr ein Coaching empfahl. Nach mehreren Coaching-Stunden konnte sich Anke ein Bild von ihren eigenen Motiven machen. Außerdem lernte sie ihre Grenzen zu respektieren, auch wenn sie dadurch nicht mehr so viel Leistung erbrachte. Für Anke war es jedoch ein Schritt zu mehr Zufriedenheit.

Sieben Schutzpfeiler gegen Burnout

Bei den Schutzpfeilern handelt es sich um geistige Haltungen und eigene Werte. Um ein gesundes Leben ohne Erschöpfung zu erreichen und die Gefahr des Burnouts zu verringern, sollten die folgenden sieben Punkte erfüllt sein:

1. Selbstwertgefühl:

Durch ein gutes Selbstwertgefühl ist man unabhängig von der Beurteilung Dritter. Man sucht nicht ständig nach Anerkennung. Kritik steckt man leichter weg. Lenken Sie Ihre Aufmerksamkeit auf das, was Sie können, und machen Sie häufig das, was Sie lieben. Belohnen Sie sich für Erreichtes und schauen Sie auf das, was Sie schon geschafft haben, denn das stärkt Ihr Selbstwertgefühl. Der Umgang mit positiven Menschen unterstützt Ihr positives Selbstbild. Bauen Sie sich einen imaginären Schutzschild um Ihren Körper auf, der Sie vor negativen und unberechtigten Angriffen anderer schützt. Selbstwert hat nichts mit objektiven Kriterien wie Kontostand, Schulbildung, Aussehen, Noten in der Schule oder Schuhgröße zu tun, sondern ist einfach der Glaube daran, dass man ein guter und liebenswürdiger Mensch ist. Unser Selbstbild entscheidet über Selbstwert und ein Selbstwertgefühl.

2. Sinnhaftigkeit suchen:

Der Sinn im Leben ergibt sich aus eigenen Werten, Vorstellungen und Wünschen. In zahlreichen Studien kam heraus, dass Arbeit ein wichtiges Element ist, um Menschen einen Lebenssinn zu geben. Sinnerfüllte Menschen sind zufriedener mit ihrer Arbeit. Menschen empfinden eine Arbeit als besonders sinnvoll, wenn sie ein Zugehörigkeitsgefühl zur Arbeit haben, die Arbeit in einem großen Zusammenhang sehen, ein Gefühl von Verantwortung und Stolz haben und in soziale Beziehungen am Arbeitsplatz engagiert sind (Isaksen 2000). Wer seine Tätigkeit als sinnvoll wahrnimmt, ist mit seinem Leben zufriedener und fühlt sich auch körperlich wohler. Denn eine selbstbestimmte, sinnvolle Aufgabe löst weniger Stressreaktionen aus.

3. Selbstwirksamkeit:

Menschen mit einer hohen Selbstwirksamkeitserwartung sind überzeugt davon, dass sie selbst etwas bewirken können und dass sie fähig sind, zu lernen und bestimmte Aufgaben auszuführen. Diese Überzeugung bezüglich der eigenen Fähigkeiten bestimmt, wie sich Menschen fühlen, wie sie handeln und denken. Denn das Vertrauen in die eigene Macht und Stärke führt unweigerlich zu einer wesentlich optimistischeren Einstellung und beeinflusst ihre Gefühle und Energie. Deshalb leiden sie seltener an Burnout. Mit dieser Einstellung ist es ihnen fast unmöglich, sich hilflos zu fühlen. Hilflosigkeit führt oft über Hoffnungslosigkeit zu einem Burnout bzw. zu einer Erschöpfungsdepression. Erleben Sie das Gefühl, aufgrund eigener Anstrengungen ein Ziel erreicht zu haben, indem Sie zum Beispiel Ihre Vorstellungen, wie ein Projekt durchgeführt werden soll, gegen die Meinung Ihres Chefs durchsetzen. Die Erfahrung bewirkt, dass Sie sich kompetent fühlen, auch in Zukunft schwierigere Aufgaben zu bewältigen.

4. Verantwortung für sich übernehmen:

Menschen, die Verantwortung für sich selbst übernehmen, haben den Mut, zu sich und zu ihrem Denken und Handeln zu stehen und die notwendigen Konsequenzen zu ziehen. Sie fühlen sich seltener als Opfer und glauben fest, die Dinge lenken zu können. Verantwortung zu übernehmen heißt,

> die Schuld für eigene Probleme nicht bei anderen zu suchen.

> Entscheidungen zu treffen, die nicht immer populär sind.

> bereit zu sein, die Konsequenzen aus unpopulären Entscheidungen zu tragen.

5. Sich persönlich abgrenzen:

Menschen, die sich abgrenzen können, setzen ihre Lebensenergie bewusst für die Dinge ein, die ihnen wichtig sind, ohne sich zu verzetteln und ohne allem gerecht werden zu wollen. Wenn Sie ständig Aufgaben und Pflichten übernehmen, die Ihre eigene Belastungsfähigkeit übersteigen, werden Sie auf Dauer immer erschöpfter. Daher benötigt jeder hin und wieder die Gelegenheit, sich zurückzuziehen. Um dies durchzusetzen, ist ein einfaches und direktes Nein mit einer freundlichen Begründung wie »Ich bin heute leider nicht in der Lage, diese Aufgabe noch zu übernehmen« oder »Das tut mir wirklich leid, da habe ich bereits einen Termin« häufig hilfreich.

6. Feedback nutzen:

Bitten Sie Kollegen, Freunde und Partner um wohlwollendes und ehrliches Feedback, damit Sie mehr über sich selbst und Ihre Burnout-Situation erfahren. Das eröffnet neue Sichtweisen und kann Anstöße zu Veränderung geben.

7. Unterstützung anfordern:

Holen Sie sich dringend soziale und emotionale Unterstützung von Ihrer Familie, Ihren Freunden usw., denn man kann nicht immer alles allein schaffen. Wir alle sind bei verschiedenen Schwierigkeiten aufeinander angewiesen. Verzichten Sie nicht auf Hilfe, weil Sie vielleicht denken, dass Sie es auch allein schaffen, oder weil Sie anderen nicht zur Last fallen wollen. Bei vielen Problemen des Alltags, etwa wenn Ihr Auto repariert werden muss, ist es ganz normal, sich Hilfe zu suchen. Und genauso normal ist es, von anderen emotionale Unterstützung zu bekommen. Das hat nichts mit Versagen zu tun. Es ist wissenschaftlich belegt, dass ein solcher Rückhalt bei Stress und Burnout überaus hilfreich ist.

Als Kinder konnten wir alle effektiv regenerieren. Doch viele Berufstätige haben diese Fähigkeit verloren. Tätigkeiten, die Spaß machen, geben uns Energie zurück. Wenn wir es schaffen, wie Kinder wieder Zeiten ohne Effektivität zuzulassen, kann eine natürliche Regeneration von selbst entstehen.

Kommen Sie wieder zu Kräften durch Regeneration

Menschen, die sich regenerieren können, sind weniger von Burnout gefährdet. Eine Burnout-Studie von U. Schaarschmidt aus dem Jahr 2006 an der Universität Potsdam ergab, dass Lehrer, die zwar stark engagiert sind, jedoch auch sehr gut abschalten können, wesentlich weniger Erschöpfungssymptome entwickeln.

Diese Regel gilt auch im Hochleistungssport. Um hier erfolgreich zu sein, fordern Trainer nicht nur genügend Trainingszeit von ihren Athleten, sie sorgen auch für entsprechende Regenerations- und Ruhezeiten. Ohne diese natürliche Wellenbewegung zwischen Anspannung und Entspannung kann der Organismus keinen Rhythmus finden und somit auch keine Leistung mehr liefern. Regeneration ist sehr individuell und bedeutet für jeden etwas anderes. Während der eine am besten bei einer Massage, bei Sport, Yoga oder künstlerischen Tätigkeiten regeneriert, vermag der andere beim Kochen, Tagträumen oder Schlafen seine Energietanks zu füllen. Versuchen Sie, so oft wie möglich Dinge zu tun, die Ihnen Spaß machen. Dabei ist es besser, häufiger pro Woche kleine Regenerations-Sequenzen in den Alltag einzubauen, als zum Beispiel nur einmal in der Woche ein größeres Regenerationsprogramm zu absolvieren.

In unserer modernen Gesellschaft verschwimmen diese natürlichen Wellenbewegungen des Lebens immer mehr, da alles zu jeder Zeit machbar und durchführbar erscheint. Doch nur mit regelmäßigen Erholungspausen kann ein Organismus auf Dauer gesund bleiben und funktionieren.

Den Sinn im Leben finden

Was ist Ihnen wichtig im Leben? Durch die Frage nach Sinn und Bedeutung kommen Sie automatisch zu der Frage, was im Leben Freude macht. Nur wer lernt, individuelle Bedürfnisse auszuleben, Individualität zu stärken und Freiräume zu schaffen, kann Burnout überwinden und heilen.

Durch berufliche Tätigkeiten und Hobbys, die Ihnen wirklich am Herzen liegen und die Ihren Neigungen entsprechen, können Sie so viel Energie zurückbekommen, dass Energiemangel kein Problem mehr ist.

Fallbeispiel

Thomas (50), Familienvater in mittlerer Führungsposition eines großen Unternehmens, kam zum Coaching wegen vieler Stresssymptome. Er hatte zwar den Anspruch, ein guter Familienvater zu sein, und wollte gern mehr Zeit mit seiner Familie verbringen, doch seine hohe Arbeitsbelastung ließ ihn nicht früher nach Hause kommen. Er rieb sich auf, indem er versuchte, es irgendwie allen recht zu machen. Auch seine Frau wurde zunehmend unzufriedener und kritisierte die Familiensituation ständig, da sie sich häufig allein gelassen fühlte. Als er zum ersten Mal zum Coaching kam, berichtete er, dass er kaum noch die Kraft hatte, aufzustehen und seinen Arbeitsalltag zu bewältigen.

Er erzählte, dass er früher so viel Energie gehabt hatte und mit Begeisterung Modellflugzeuge baute. Während des Erzählens leuchteten seine Augen, und seine Begeisterung für diese wunderbaren Objekte war deutlich spürbar. Hierin steckte seine Kraftquelle. Ich ermunterte ihn, sich wieder seinem geliebten Modellflugzeugbau zu widmen. Natürlich kostete ihn sein Hobby Zeit. Doch seine Gesamtsituation verbesserte sich deutlich. Thomas hatte einen Weg gefunden, seine Akkus aufzuladen.

Abseits von Familie, Beruf und weiteren beruflichen Verpflichtungen öffnen sich manchmal Freiräume, die frischen Wind ins Leben bringen. Mittlerweile konnte er seinen Sohn für den Modellflugzeugbau begeistern.

Mit Mut und Individualität gegen Burnout

Statt weiter zu funktionieren und Leistung zu bringen, geht es beim Überwinden des Burnouts vor allem darum, den eigenen Wünschen zu genügen. Wer über Jahre eigene Bedürfnisse unterdrückt hat, dem sind sie oft fremd geworden. Sie müssen unter der Oberfläche erst einmal ausgegraben und gewürdigt werden. Auch wenn sie nichts mit Effektivität und Gradlinigkeit zu tun haben, gehören sie zu einem Menschen mit Ecken und Kanten dazu. Nur

BURNOUT HEISST ÄNDERUNG

Sind Sie über- oder unterfordert in Ihrem Beruf? Werden Ihre Bedürfnisse und Werte erfüllt? Prüfen Sie genau, ob Ihre jetzige Tätigkeit Sie zufriedenstellt. Wenn nicht, ändern Sie etwas, entweder innerhalb der Organisation oder indem Sie die Arbeitsstelle wechseln.

Burnout aktiv verbessern mit der richtigen Atmung

Menschen neigen unter Stress zu einer flachen Atmung. Das heißt, sie pumpen nur hastig etwas Luft in den Brustkorb, statt tief in den Bauch zu atmen. Doch eine tiefe Bauchatmung, erkennbar am Heben und Senken der Bauchdecke, verbessert nicht nur die Sauerstoffversorgung. Sie wirkt zudem entsäuernd und beruhigt bei Stress. Und auch das Stresshormon Adrenalin wird durch tiefes Atmen besser abgebaut. Für eine tiefe Bauchatmung ist das Zwerchfell, unser wichtigster Atemmuskel, nötig, denn es bewegt sich dabei auf und ab.

Auf die Atmung achten

Achten Sie öfter bewusst auf die Tiefe Ihres Atems. Legen Sie dazu eine Hand auf den Bauchnabel und spüren Sie, wie der Atem in den Bauchraum ein- und ausströmt. Beim tiefen Einatmen hebt sich die Bauchdecke, Ihre Hand geht nach oben. Beim Ausatmen sinkt die Bauchdecke zusammen, die Hand senkt sich.

Tiefe Bauchatmung gegen Stress

Die Übung lässt sich im Büro, zu Hause oder auch unterwegs durchführen. Sie brauchen dafür circa fünf bis sieben Minuten Zeit. Am besten führen Sie die Übung dreimal am Tag durch. Besonders in stressigen Situationen kann diese Übung helfen, kurz innezuhalten und einen Augenblick Ruhe zu erfahren.

> Setzen Sie sich bequem auf die Vorderkante Ihres Stuhls, stellen Sie beide Beine parallel und in leicht geöffneter V-Stellung auf den Boden. Ihre Füße haben festen Kontakt mit dem Boden. Legen Sie beide Handflächen auf Ihren Bauch, sodass sich die Mittelfinger über Ihrem Bauchnabel berühren. Die Daumen liegen ungefähr an Ihren unteren Rippen.

> Atmen Sie jetzt durch die Nase in den Unterbauch ein. Wenn Sie möchten, können Sie auch die Augen dabei schließen. Spüren Sie, wie sich der Bauch weitet und wie sich Lungen, Bronchien und Unterbauch mit Sauerstoff füllen.

> Atmen Sie jetzt langsam durch den Mund wieder aus, und zwar in der doppelten Zeit, wie Sie eingeatmet haben. Sobald Sie einige Male ein- und ausgeatmet haben, versuchen Sie Ihre Atmung noch bewusster wahrzunehmen. Spüren Sie, wie sich Ihr Zwerchfell hebt und senkt. Ihre Augen sind weiterhin geschlossen, und Ihre Aufmerksamkeit ruht bei der Atmung. Genießen Sie das langsame und bewusste Ein- und Ausatmen. Spüren Sie Ihren Atem.

Achtung: Falls Ihnen bei dieser Übung schwindelig werden sollte, beenden Sie diese sofort. Bleiben Sie so lange sitzen, bis Sie wieder stabil sind. Dann atmen Sie weiter wie vorher.

wer seine Rollen, etwa als Leistungsträger, Geldverdiener, perfekte Mutter, engagierte Hausfrau oder immer erreichbarer Arbeitnehmer, seinen Wünschen und Bedürfnissen entsprechend gestaltet, kann sich dauerhaft entfalten.

Doch gerade Wünsche und Bedürfnisse ändern sich ständig, sodass auch das Lebensumfeld immer wieder neu angepasst werden sollte. Das Erstarren in den vorgegebenen Rollen lässt keine Flexibilität und kein Wachstum zu. Je mehr Sie sich selbst in starre Rollen pressen, desto freudloser wird das Leben. Der Mut zu Individualität führt aus dem Burnout und wieder zu mehr Freude im Leben.

Burnout verschlechtern oder verbessern

In der folgenden Aufstellung ist zusammengefasst, welche Haltungen eine Erschöpfung verschlechtern oder auch verbessern.

Haltungen, die ein Burnout verschlechtern

> viel Arbeit gekoppelt mit vielen Pflichten, die man selbst als sinnlos empfindet – Sinnlosigkeit im Leben
> immer weiter so
> es allen recht machen
> alles selbst machen wollen, andere können es ja nicht so gut
> Perfektionismus: gut ist noch lange nicht gut genug
> viel Selbstkritik mit negativen inneren Bewertungen
> Gedanken, die einen zu immer mehr Leistung anfeuern
> keine Pausen, kein Urlaub, also keine Distanz, um die Dinge einmal anders zu betrachten
> Leistung und Geld sind wesentlich wichtiger als Genuss und Gesundheit
> Multitasking, also alles gleichzeitig machen
> Leistung statt Freude

Haltungen, die ein Burnout verbessern

> Entscheidung für einige wenige Sachen und nicht für alle – von der Zerrissenheit in die Einheit
> Dinge tun, die Spaß machen, bei denen man mit Leib und Seele dabei ist

TIPP

Das Zwerchfell ist unser wichtigster Atemmuskel. Spannen Sie es an, etwa aufgrund des Gefühls am Arbeitsplatz, dass jederzeit etwas Bedrohliches passieren könnte, kann Sie dies im täglichen Leben sehr viel Kraft kosten. Achten Sie dann auf eine tiefe Bauchatmung.

> die rechte Gehirnhälfte nicht vergessen: Kreativität, Malen, Singen, Musizieren etc. sind der Gegenpol zur linken, rationalen Gehirnhälfte
> eine Arbeit/Beschäftigung suchen, die mit den eigenen innersten Werten übereinstimmt und die für einen persönlich einen Sinn ergibt
> Erwartungen klären, die andere an einen stellen
> Erwartungen an sich selbst überprüfen
> sich für sein bisheriges Engagement loben und sich auch entsprechende Unterstützung suchen

Welche Bedeutung hat Burnout für Sie?

Vielleicht erscheint Ihnen diese Frage erst einmal paradox. Welche Bedeutung können Ihre Erschöpfung, Ihre Niedergeschlagenheit, Ihre Schlafstörungen haben, deren Symptome Sie erst einmal als lästig und unangenehm empfinden? Doch hinter allen diesen Beschwerden steckt ein Sinn, eine Botschaft. Menschen mit Burnout ignorieren ständig bewusst oder auch unbewusst die eigenen Grenzen und gehen über ihre Kräfte hinaus. Burnout lädt zum Innehalten, zur Veränderung ein – zu einem gesünderen, achtsameren, freundlicheren Umgang mit sich selbst.

TIPP
Burnout kann eine Herausforderung und Chance für Sie sein, um sich neu zu orientieren und um alte Muster zu verlassen.

Fallbeispiel

»Ohne mein Burnout hätte ich immer so weitergemacht.« Susanne (38), Marketingmanagerin, war seit ihrem Studienabschluss vor fünf Jahren im Unternehmen beschäftigt. In ihrer Abteilung war es üblich, 12 bis 14 Stunden pro Tag zu arbeiten. Die Kollegen stiegen entweder auf oder wechselten den Job. Susanne litt jahrelang unter Kopfschmerzen, Schlafstörungen, Bauchschmerzen und extremer Erschöpfung, bis es irgendwann nicht mehr ging. »Ich fühlte mich als Versagerin und hatte die Empfindung, aus diesem Tief nicht mehr allein rauszukommen. Es war, als ob ich keinen Boden mehr unter den Füßen hätte.
Ich bekam den Tipp, mich naturheilkundlich behandeln zu lassen, und wurde mit unterschiedlichen homöopathischen und pflanzlichen Mitteln sowie Infusionen mit Mikronährstoffen therapiert.

Durch ein paralleles Coaching bekam ich einen völlig anderen Blick auf mein Leben und konnte auch die nötigen, längst überfälligen Veränderungen einleiten. Ich habe mich beruflich verändert und leite heute eine eigene Werbeagentur, die sich hauptsächlich mit dem Marketing für Frauen beschäftigt.

Ohne mein Burnout wäre mein neues Leben heute nicht so glücklich.«

Burnout und Beruf – eine Chance zur Veränderung

Burnout stellt die Betroffenen früher oder später meist vor die Frage: Passt mein Beruf oder mein Umfeld im Job noch zu mir? Passt meine berufliche Tätigkeit noch zu meinen Wünschen, Werten und Fähigkeiten? Das Bedürfnis nach Sicherheit hindert viele daran, sich neu zu orientieren. Sie ziehen lieber den Anspruch auf Betriebsrente nach 25 Jahren im Beruf der beruflichen Veränderung vor. Viele Signale, wie Unzufriedenheit, Energielosigkeit, Gereiztheit oder psychosomatische Beschwerden sind überhört oder übergangen worden. Menschen neigen dazu, erst dann aktiv zu werden, wenn die Situation so unerträglich oder unangenehm geworden ist, dass sie sie zum Handeln zwingt.

Als Coach erlebt man oft Menschen ohne Orientierung. Diese Zeit der Neufindung ist notwendig für sie, um neue Ziele zu finden. Nicht nur beruflich, denn häufig definieren diese Menschen auch ihr Privatleben neu. Oft stellen die Betroffenen dabei die Frage, wie lange denn so ein Veränderungsprozess dauert. Das ist natürlich verständlich, zeigt aber wiederum ein Symptom eines Burnouts: Die Ungeduld, wann es endlich weitergeht. Von Menschen mit Burnout ist vor allem eins gefragt: Geduld. Manchmal geht es schnell, doch oft dauert es seine Zeit. Das Wissen, die Fähigkeiten, die Erfahrungen und Wertvorstellungen geben uns wichtige Hinweise in diesem Prozess, um eine passende berufliche und private Vision von der Zukunft zu entwickeln. Diese Entwicklung begleitet und unterstützt ein Coach.

NEUER BLICK AUFS LEBEN

Vielen Menschen mit Burnout fällt es schwer, positiv in die Zukunft zu schauen. Klar – schließlich warten dort doch nur Pflichten und Arbeit!? Alles andere wird ausgeblendet. Negative Sichtweisen verstellen den Blick auf die zahllosen schönen Möglichkeiten, die das Leben bietet. Burnout hilft Ihnen dabei, wieder etwas anderes zu sehen als Pflichten.

TIPP

Ausreichend Energie und Zufriedenheit bekommen Sie nur dann über Ihre Arbeit zurück, wenn die Tätigkeit Ihren Fähigkeiten, Begabungen und Werten im Leben entspricht.

Übungen, um aus dem Burnout herauszukommen

Die Übungen ermöglichen Ihnen, die Perspektive zu wechseln und dadurch nicht nur eine, sondern mehrere Sichtweisen zur Verfügung zu haben. Sie sollen Ihnen helfen, sich psychische Hintergründe bewusst zu machen.
Nehmen Sie bei beiden Übungen eine bequeme Position ein.

Perspektive ändern

Mit dieser Visualisierungsübung können Sie Ihre Perspektive ändern. Körper, Geist und Seele werden direkt auf die von Ihnen visualisierten Bilder reagieren.

Denken Sie darüber nach, was Sie am meisten daran hindert, aus dem Burnout herauszukommen. Welche Verhaltensweisen und Glaubenssätze hindern Sie am stärksten daran, die Perspektive mal wechseln zu können? Stellen Sie sich dazu einen Zauberer vor, der fähig ist, jeden Ballast, jede Einschränkung und alle Ihre Bedenken wegzuzaubern. Und Ihnen auf diese Weise erlaubt, Ihr Leben eine Woche lang so zu führen, wie Sie sich das vorstellen. Allein der Gedanke, ohne Ballast zu sein, kann Sie in einen Entspannungszustand versetzen.

> Wer sind Sie?
> Wer hilft Ihnen in Ihrem Leben?
> In welcher Umgebung befinden Sie sich derzeit?
> Welche Ihrer Verhaltensweisen nutzen Ihnen und welche sind eher hinderlich, wenn es darum geht, aus dem Burnout herauszufinden?
> Wie fühlt sich Ihr Leben jetzt an?

Die Fragen sollten während der Visualisierungsübung gestellt werden. Es ist daher hilfreich, jedoch nicht unabdingbar, wenn jemand die Übung mit Ihnen durchführt und die Fragen vorliest.

Den Sinn erkennen

Mit dieser Übung können Sie überprüfen, welchen Sinn Burnout für Sie haben könnte und was Sie daraus lernen können. Setzen Sie sich in Ruhe auf einen Stuhl und stellen Sie sich vor, eine Ihnen vertraute, nahestehende Person sitze Ihnen gegenüber. Diese Person kennt Sie seit Jahren sehr gut und ist Ihnen sehr vertraut. Fragen Sie diese Person:

> Was treibt mich an?
> Was soll damit in meinem Leben sichergestellt werden?
> Welche Dinge müsste ich verändern, damit das Burnout gehen darf?
> Welche Veränderungen müssen passieren, damit ich mich wieder vital fühle?
> Welche Chancen auf Veränderung bietet das Burnout?

Machen Sie sich diesen Anteil noch mal bewusst und würdigen Sie seine positiven Absichten.

Wie sehen Ihre beruflichen und privaten Ziele aus?

Haben Sie berufliche Ziele, die Sie verfolgen, und wenn ja, wie lange halten Sie möglicherweise schon an diesen Zielen fest? Diese Frage gilt auch für den privaten Bereich. Gibt es überhaupt Ziele in Ihrem Leben? – Wo wollen Sie hin, und wie kommen Sie dorthin? Manche Menschen haben keine konkreten Ziele festgelegt, sondern folgen in ihrem Leben einfach nur ihrem Bauchgefühl. Andere benötigen für ihr Leben konkrete Ziele, an denen sie sich stets orientieren können.

Anforderungen an die Ziele

Sie sollten Ihre Ziele ständig überprüfen und anpassen.

> Ziele sollten immer hochgesteckt sein, aber nicht so hoch, dass sie unerreichbar sind.
> Nichts ist schlimmer, als dass man seinen zu hochgesteckten Zielen jahrelang hinterherrennt und sie nicht erreicht oder der Zeitraum zu knapp gewählt worden ist, um sie zu erreichen.
> Ziele sollten realistisch sein. Das heißt, sie sollten den Träumen folgen, allerdings tatsächlich auch umsetzbar sein.
> Ziele sollten attraktiv sein. Nur dann ist man bereit, sich dafür anzustrengen.

Entwickeln Sie Ihre Ziele

Dieser Prozess läuft in drei Schritten ab. Sie können die Übung auch mit einem Partner durchführen. Setzen Sie sich dazu bequem auf einen Stuhl oder in einen Sessel.

Schritt 1: Blick in die Zukunft

Gehen Sie in Ihrer Vorstellung zwei, fünf oder zehn Jahre in die Zukunft und stellen Sie sich vor, was Sie dann gerade machen. Wo leben Sie, was machen Sie privat und beruflich? Tun Sie so, als ob alle Ihre privaten und beruflichen Wünsche bis dahin in Erfüllung gegangen sind. Entwickeln Sie eine eigene Vision von Ihrem zukünftigen Leben.

Fertigen Sie dazu von Ihrer Zukunft vor Ihrem geistigen Auge ein inneres Bild oder mehrere an. Verändern Sie die inneren Bilder

COACHING SCHAFFT KLARHEIT!

Das haben Sie vielleicht auch schon gespürt: Lange hin- und hergerissen zu sein zwischen unterschiedlichen Möglichkeiten, verbraucht viel Energie.

immer wieder, bis sie für Sie stimmig sind. Wichtig: Machen Sie die inneren Bilder in Ihrem Kopf farbig und vergrößern Sie die Bilder, sodass sie für Sie angenehm und nicht zu klein sind. Sie können den Bildern zusätzlich noch Sprache, Musik oder auch Töne verleihen.

Nehmen Sie sich für das Entwerfen Ihrer Zukunft 20 Minuten Zeit. Wiederholen Sie diese Übung in den nächsten Wochen meh-rere Male. Rufen Sie Ihre inneren Bilder immer wieder auf und verändern sie gegebenenfalls.

Schritt 2: Ziele benennen

Wenn Ihre inneren Bilder nach einigen Tagen oder Wochen stim-mig sind, können Sie konkrete einzelne Ziele aus diesen Bildern ableiten. Innere Stimmigkeit erlangen Sie, wenn mit dem Ziel ein angenehmes Körpergefühl einhergeht. So macht sich zum Beispiel bei vielen Menschen ein angenehmes Gefühl wie Wärme in der Bauchgegend bemerkbar. Notieren Sie Ihre Ziele, die Sie in den nächsten 2, 5 oder 10 Jahren erreichen werden. Formulieren Sie die Ziele positiv, also nicht »Ich werde nicht mehr in Firma xy ar-beiten«, sondern »Ich arbeite in zwei Jahren in einer Firma, die meinen Werten entspricht und wo ich mich kreativ entfalten kann«. Formulieren Sie Ihre Ziele eindeutig und so konkret und realistisch wie möglich. Außerdem muss Ihr Ziel erreichbar sein! Als Letztes versuchen Sie einzuschätzen, bis wann Sie das Ziel er-reicht haben könnten.

Überprüfen Sie noch einmal alle Ihre Ziele. Welche sind beson-ders wichtig, welche können vielleicht wegfallen, und woran kön-nen Sie oder Ihre Familie oder Freunde feststellen, dass Sie Ihren Zielen näher kommen bzw. diese erreicht haben?

Schritt 3: Auf Zielkonflikte achten

Achten Sie im dritten Schritt auf Ziele, die sich gegenseitig negativ beeinflussen oder stören. Was muss passieren, damit diese Ziele in Einklang miteinander stehen? Ändern Sie Ihre Ziele, falls notwen-dig, oder klären Sie Zielkonflikte mit anderen Personen, denen Sie vertrauen können.

Ziel nicht erreicht

Sofern Sie merken, dass Sie nicht an Ihr Ziel gelangen, kann dies natürlich eine Reihe von Ursachen haben: Entweder fehlen Ihnen die Ressourcen (Seite 102), Sie sitzen in der Zwickmühle, wollen andere nicht verletzen oder nehmen Rücksicht auf die Familie, Kinder, den Kollegen. Nutzen Sie dann einen professionellen Coach oder Therapeuten, der mit Ihnen an Ihren eigenen Themen arbeiten kann. Auch die folgende Übung kann Ihnen helfen.

Übung »Die Zukunft entwerfen«

Mit dieser Übung können Sie sich Wünsche und Lebensziele bewusst machen. Setzen Sie sich bequem in einen Stuhl und nehmen Sie sich die Zeit, die Sie benötigen. Eventuelle Störquellen wie das Telefon schalten Sie stumm. Und Ihre Familie bitten Sie, nicht gestört zu werden.

Als Erstes überlegen Sie sich, wann der Wunsch in Erfüllung gehen soll. Das kann in einem Zeitraum von einem halben Jahr bis zu 10 Jahren sein. Stellen Sie sich jetzt vor, dass Sie sich in der Zukunft befinden und dass Sie sich Ihre Träume und Wünsche erfüllt haben. Alles ist genauso perfekt, wie Sie es sich gewünscht haben. Sie führen genau die Tätigkeit aus, die Sie sich immer vorgestellt haben. Sie sind weder über- noch unterfordert. Alle Ihre Fähigkeiten, Neigungen und Talente können sich voll entfalten, und Sie fühlen sich vollkommen glücklich.

In dieser Situation schreiben Sie an eine vertraute Person Ihrer Wahl und berichten ihr über Ihren Zustand:

> was Sie beruflich genau machen
> woran Sie arbeiten
> welche Ziele Sie haben
> wo Sie arbeiten, wie Ihr Umfeld aussieht
> mit wem Sie zusammenarbeiten
> welche Tätigkeiten Ihnen besonders Spaß machen
> was Ihrem Leben Sinn gibt
> was Ihnen sonst noch wichtig erscheint

Wichtig: Lassen Sie sich die Zeit, die Sie dafür benötigen, um sich die Wünsche für die Zukunft bewusst zu machen.

TIPP

Von vielen Unternehmen wird mittlerweile erkannt, dass der Mensch bzw. Mitarbeiter wieder in den Mittelpunkt rücken muss, um erfolgreich zu sein. Fragen Sie bei Bedarf nach einem Coaching.

Coaching – professionelle Hilfe, bevor es zu spät ist

Wer an einem Burnout leidet, hat nicht nur ein kurzfristiges Energietief. Bei weiterer Verschlechterung der Symptomatik kann es zu Arbeitsunfähigkeit, finanziellen Einbußen oder Trennungen kommen. Diese Gründe sprechen dafür, bereits früh etwas zu ändern und körperlich, geistig und seelisch für sich zu sorgen. Ein Burnout kann vollständig überwunden werden, wenn Sie etwas dafür tun. Sollte es Ihnen nicht gelingen, Ihr Verhalten selbstständig zu ändern, dann bietet sich ein Coaching an. Denn Veränderung fällt leichter mit professioneller Hilfe.

Was ist Coaching eigentlich?

Coaching, von to coach (trainieren, betreuen), kann man als Hilfe zur Selbsthilfe bezeichnen. Mit dem Rat- oder Hilfesuchenden, auch Coachee oder Klient genannt, wird meist am Anfang des Coaching-Prozesses ein »persönliches« Ziel festgelegt.

Ein Beispiel dazu: Ein Mitarbeiter eines mittelständisch geprägten Unternehmens kommt zum Coaching, denn er fürchtet, seine Arbeit nicht mehr bewältigen zu können. Dennoch nimmt er immer wieder neue Aufgaben an. Im Coaching werden neue Verhaltensweisen, neue Lösungen, Ressourcen usw. erarbeitet. Der Betroffene lernt, wie er zukünftig die richtige Entscheidung trifft, neue Aufgaben anzunehmen oder abzulehnen. Eine Aufgabe abzulehnen bzw. Nein zu sagen ist für viele Menschen sowohl im Privaten als auch im Beruf eine große Herausforderung. Jede Veränderung des Verhaltens bedarf eines ständigen Übens sowie einer immer wiederkehrenden Selbstreflexion. Dabei hilft es auch, die Perspektive zu wechseln und neue Denk- und Verhaltensmuster zu integrieren.

Bei allen diesen Dingen ist der Coach ein zuverlässiger Partner, der selbstverständlich der Schweigepflicht untersteht. Dies ist besonders wichtig im Businesskontext, wenn Arbeitgeber oder Vorgesetzte mit dem Mitarbeiter eine Coaching-Maßnahme vereinbaren.

Was kann Coaching bewirken?

Ein Coach kann einen Menschen mit Burnout unterstützen, eigene Quellen und Potenziale zu erschließen und eine neue Richtung zu erarbeiten. Burnout entwickelt sich nie zufällig. Meist entsteht es aus festgefahrenen, verinnerlichten Prägungen, Wertvorstellungen und erlernten Verhaltensweisen, die einen oft immer weiter ausbrennen und keinen Weg aus der Erschöpfung finden lassen. Innere Widerstände und Hemmungen geben Hinweise und zeigen Richtungen für neue Wege. Coaching hilft, diese alten Wege zu beleuchten und sie erfolgreich zu verlassen.

Wie finden Sie den richtigen Coach?

Positive Empfehlungen aus dem Bekannten- oder Kollegenkreis sind sicherlich eine einfache Möglichkeit, einen Coach zu finden. Der Begriff »Coach« ist leider nicht geschützt, und so muss man genau hinschauen und recherchieren, um für sich den »Richtigen« zu finden. Listen und Empfehlungen erhalten Sie auch beim DBVC (Deutscher Bundesverband Coaching e. V.) und DVNLP (Deutscher Verband für Neuro-Linguistisches Programmieren e. V.) oder über Selbsthilfegruppen. Adressen siehe Seite 123.

Hier folgt eine grobe Orientierung, was ein Coach können oder tun muss:

> Er sollte neben einer psychologischen und/oder pädagogischen Qualifikation auch Kenntnisse aus der freien Wirtschaft mitbringen, wenn es um spezifische Themen aus dem Business geht. Eigene Führungserfahrung ist sicherlich von Vorteil.

> Er sollte entsprechende Coaching-Ausbildungen nachweisen können.

> Er sollte zu systemischem Denken und Handeln fähig sein, das heißt, der Coach beachtet nicht nur den Burnout-Betroffenen, sondern berücksichtigt in seinem Therapieprozess auch dessen Umfeld (etwa Familie, Arbeitsplatz etc.).

> Berufserfahrung sowie eine positive Grundhaltung sind Voraussetzung.

> Ein Coach sollte immer seine eigenen Grenzen kennen und beachten und die Betroffenen, wenn notwendig, an einen Psychotherapeuten vermitteln.

Tipp: Vertrauen Sie Ihrem »Bauchgefühl«! Nur wenn die Chemie zwischen Ihnen und Ihrem ausgewählten Coach oder Therapeuten stimmt, ist ein erfolgreiches Arbeiten wahrscheinlich.

Wie oft ist ein Coaching nötig?

Diese Frage wird häufig gestellt. Während bei einer klassischen Verhaltenstherapie dem Patienten üblicherweise 20 bis 45 Therapiesitzungen genehmigt werden, sind beim Coaching in der Regel 8 bis 10 Sitzungen à 1,5 bis 2 Stunden vorgesehen. Ein kostenloses Vorgespräch wird von den meisten Coaches angeboten.

Coaching vom Arbeitgeber finanzieren lassen

Überzeugen Sie Ihren Chef oder Vorgesetzten davon, dass es für Sie wichtig ist, eine professionelle Beratung bzw. ein Coaching in Anspruch zu nehmen. Gründe für ein Coaching können sein: Verbesserung der Work-Life-Balance, Verbesserung der Führungseigenschaften und Führungskompetenz, Konfliktmanagement, Förderung der Eigenwahrnehmung, Burnout-Prophylaxe, Krisenmanagement, Verhaltensänderungen oder Feedback. Fehlendes Feedback, also Mangel an ehrlicher Rückmeldung über das eigene Verhalten, ist einer der häufigsten Anlässe, ein Coaching in Anspruch zu nehmen.

Glossar

Alkaloide

Natürlicherweise vor allem in Pflanzen vorkommende organische Verbindungen, die zu den sekundären Pflanzenstoffen gezählt werden (siehe dort); viele Alkaloide dienen den Pflanzen als Schutzstoffe.

Aminosäuren

Eiweißbausteine; kann sie der Körper nicht selbst herstellen, bezeichnet man sie als essenziell (= lebensnotwendig).

Anamnese

Befragung des Patienten zu seiner Erkrankung; wichtig sind Informationen unter anderem zur Vorgeschichte, Art und Entstehung der Beschwerden, zum aktuellen Befinden, zu Begleiterkrankungen, Familienverhältnissen, zur beruflichen Situation.

Antioxidanzien

Stoffe, die aggressive Sauerstoff- und Stickstoffradikale unschädlich machen können. Den Radikalen fehlt ein Elektron, das sie anderen Stoffen im Körper zu entreißen versuchen. Dabei schädigen sie Zellen. Besonders effektive Radikalenkiller sind Vitamin C, Zink oder Selen.

Arzneimittelbild

Begriff aus der Homöopathie; Sammlung von Symptomen, die man bei Verabreichen des entsprechenden Mittels an Gesunden beobachten kann.

Chlorophyll

Auch Blattgrün; grüner Pflanzenfarbstoff, mit dessen Hilfe die Pflanzen Fotosynthese betreiben; enthält Magnesium.

Coenzym

Nicht eiweißartiger Bestandteil von Enzymen (siehe dort), der bei Reaktionen im Körper verändert wird und über eine Folgereaktion wieder in seinen ursprünglichen Zustand zurückgewandelt werden muss. Coenzyme sind wichtig zum Beispiel für die Energieversorgung der Zellen.

Darmflora

Gesamtheit aller im Darm vorkommenden Mikroorganismen; sie spielen eine wichtige Rolle zum Beispiel bei der Immunabwehr oder bei der Verdauung der Nahrung.

Disstress

Stressfaktoren, also alle inneren und äußeren Reize, die eine negative Wirkung auf den Körper haben.

Empathie

Einfühlungsvermögen; Fähigkeit, sich in die Gedanken und Gefühle eines anderen Menschen einzufühlen und sie zu verstehen.

Enzyme

Eiweißkörper, die biochemische Reaktionen und Vorgänge im Stoffwechsel ermöglichen bzw. beschleunigen können; sie wirken als Katalysatoren, das heißt, sie werden bei der Reaktion nicht zerstört.

Erstreaktion

Wird auch Erstverschlimmerung genannt; kurzzeitige Verstärkung der bereits vorhandenen Symptome nach Einnahme eines homöopathischen Mittels innerhalb der nächsten Tage. Sie zeigt, dass das Mittel richtig gewählt ist, und sollte deshalb nicht unterdrückt werden.

Eustress

Gegenteil von Disstress (siehe dort); Stressfaktoren, die positiv auf den Körper wirken.

Flavonoide

Gruppe von sekundären Pflanzenstoffen (siehe dort), zu denen viele Blütenfarbstoffe gehören; spielen eine Rolle als Antioxidanzien (siehe dort).

Fotosensibilität

Empfindlichkeit der Haut auf Lichtstrahlen.

Freie Radikale

siehe unter Antioxidanzien

Histamin

Gewebshormon und Neurotransmitter, kommt natürlicherweise im menschlichen Körper vor, wird aber auch mit der Nahrung aufgenommen. Histamin spielt bei der Abwehr körperfremder Stoffe und bei allergischen und Entzündungsreaktionen im Körper eine Rolle und greift regulierend in den Schlaf-Wach-Rhythmus ein.

Hormone

Chemische Botenstoffe im Körper, die Informationen übermitteln, vor allem zwischen dem Gehirn und den übrigen Regionen des Körpers, und wichtige Vorgänge regeln. Hormone binden an Rezeptoren (siehe dort) an und lösen dadurch Reaktionen in den Zellen aus.

ICD-10

Englische Abkürzung für die Internationale Klassifikation der Erkrankungen; von der WHO aufgestellter Diagnoseschlüssel.

Mitochondrien

Bestandteil der Zellen aller mehrzelligen Lebewesen; sind von einer doppelten Membran umgeben und haben eine eigene Erbsubstanz. Sie sind unter anderem wichtige Energiekraftwerke in den Zellen.

Multitasking

Fähigkeit eines Menschen, mehrere Aufgaben parallel auszuführen.

Neurotransmitter

Biochemische Botenstoffe, die Signale von einer Nervenzelle zur anderen oder von Nervenzellen zu Körperzellen weiterleiten; sie können verstärkend oder dämpfend wirken.

Rezeptoren

Proteine oder Proteinkomplexe, die andere Stoffe über spezialisierte Stellen binden und dadurch Informationen weitergeben können.

Sekundäre Pflanzenstoffe

Naturstoffe, die Pflanzen in bestimmten Zellen herstellen, jedoch nicht über Stoffwechselprozesse; dienen häufig dem Schutz der Pflanzen. Die Substanzen spielen für die menschliche Ernährung eine Rolle, da sie heilende Wirkung haben.

Statine

Hormone mit hemmender Wirkung, zum Beispiel Cholesterinsenker.

Sterine

Biochemisch wichtige, fettähnliche Naturstoffe, die in allen pflanzlichen und tierischen Zellen vorkommen; viele haben eine pharmakologische Bedeutung für den Menschen. Beispiele sind Cholesterin und Lecithin.

Syndrom

Gruppe von Symptomen (Symptomenkomplex), die in ihrer Gesamtheit ein typisches Krankheitsbild ergeben.

Bücher, die weiterhelfen

Bailey, Dr. Philip M.: **Psychologische Homöopathie. Persönlichkeitsprofile von großen homöopathischen Mitteln.** Verlagsgruppe Droemer Knaur, München

Burisch, Prof. Matthias: **Das Burnout-Syndrom. Theorie der inneren Erschöpfung.** Springer Verlag, Berlin Heidelberg

Csikszentmihalyi, Mihaly: **Flow: Das Geheimnis des Glücks.** Klett-Cotta-Verlag, Stuttgart

Gawlick, Willibald: **Arzneimittelbild und Persönlichkeitsporträt.** Haug Verlag, Stuttgart

Hüther, Prof. Gerald: **Bedienungsanleitung für ein menschliches Gehirn.** Vandenhoeck & Ruprecht, Göttingen

Schmidt, Gunther: **Von Stress und Burnout zur optimalen Lebensbalance, MP3-CD, hypnotherapeutische Konzepte der Stressbewältigung.** Jokers Edition, Verlagsgruppe Weltbild, Augsburg

Storch, Maja/Cantieni, Benita/Hüther, Prof. Gerald/Tschacher, Wolfgang: **Embodiment. Die Wechselwirkung zwischen Körper und Psyche verstehen und nutzen.** Verlag Hans Huber, Bern

Storch, Maja: **Das Geheimnis kluger Entscheidungen.** Piper Verlag, München

BÜCHER AUS DEM GRÄFE UND UNZER VERLAG, MÜNCHEN

Eßwein, Jan: **Achtsamkeitstraining**

Fritzsche, Doris: **GU Kompass Nahrungsmittel-Intoleranzen**

Grünwald, Dr. Jörg/Jänicke, Christof: **Grüne Apotheke**

Hainbuch, Dr. Friedrich: **Progressive Muskelentspannung**

Heepen, Günther H.: **Schüßler-Salze**

Heepen, Günther H.: **Schüßler-Salze für die Seele**

Langen, Prof. Dr. med. Dietrich: **Autogenes Training**

Stumpf, Werner: **Homöopathie**

Wehner-Zott, Sabine: **Lichtstrahlen für die Seele**

Wiesenauer, Dr. med. Markus/Kirschner-Brouns, Dr. med. Suzann: **Das große Homöopathie-Handbuch**

Adressen, die weiterhelfen

Homepage der Autoren

Dr. med. Angela Drees, Benrather Str. 7, 40213 Düsseldorf, www.dr-drees.de
Praxis für ganzheitliche Medizin

Reiner Stüllenberg, Benrather Str. 7, 40213 Düsseldorf, www.stuellenberg-coaching.de

Business- und Privatcoaching, Training und Coaching und Therapie bei Burnout

Deutsche Homöopathie-Union (DHU)

Postfach 410280, 76202 Karlsruhe, www.dhu.de
Informationen rund um homöopathische Einzel- und Komplexmittel, zum Beispiel Manuia®

Deutsche Gesellschaft für Ernährung e. V. (DGE)

Godesberger Allee 18, 53175 Bonn, www.dge.de

Österreichische Gesellschaft für Ernährung (ÖGE)

c/o Ages Bürotrakt WH, Spargelfeldstr. 191, A-1220 Wien, www.oege.at

Schweizerische Gesellschaft für Ernährung (SGE)

Schwarztorstr. 87, Postfach 8333, CH-3001 Bern, www.sge-ssn.ch
Gesundheitliche Aufklärung und Information über ernährungswissenschaftliche Erkenntnisse in Deutschland, Österreich und der Schweiz

Deutscher Verband für Neuro-Linguistisches Programmieren e. V.

Lindenstr. 14, 10969 Berlin, www.dvnlp.de
Forum für Coaches und Anwender von NLP im Beruf und privat

Deutscher Bundesverband Coaching e. V.

Geschäftsstelle: Postfach 1766, 49007 Osnabrück, www.dbvc.de
Forum für seriös arbeitende Coaches

Weleda AG

Wöhlerstr. 3, 73525 Schwäbisch Gmünd, www.weleda.de
Hier erhalten Sie unter anderem das Präparat Neurodoron®

Synomed GmbH

Flamweg 132–134, 25335 Elmshorn, www.synomed.de
Hier erhalten Sie die Präparate Neuro-Mineral® und Neuro-Amin®

Ganzimmun Diagnostics AG

Hans-Böckler-Str. 109, 55128 Mainz, www.ganzimmun.de
Labordiagnostik für Burnout und Stressdiagnostik, Vollblutanalyse

Klinik Wersbach GmbH

Wersbach 20, 42799 Leichlingen-Witzhelden, www.klinik-wersbach.de
Klinik für Psychosomatische Medizin und Psychotherapie mit Spezialabteilung für Psychosomatische Dermatologie, Allergologie und Traditionelle Chinesische Medizin

INTERNETADRESSEN, DIE WEITERHELFEN

www.natur-burnout.de
Hier finden Sie weitere Informationen zur ganzheitlichen und integrativen Behandlung von Burnout von Dr. Angela Drees und Reiner Stüllenberg zu
1. Labordiagnostik, wie z. B. Mineralstoffuntersuchungen und Vitamine
2. Naturheilkundliche Beratung und Behandlung
3. Coaching

www.burn-out-blog.de
www.burn-out-forum.de
Hier finden Sie die Adressen von Selbsthilfegruppen gegen Burnout

www.coach-datenbank.de
Übersicht von professionellen Coaches

www.leindotteroel.info
www.omega-3-oele.de
www.dr-johanna-budwig.de
Informationen zu Omega-3-Fettsäure-reichen Ölen mit Bestellmöglichkeit

Register

Impressum

© 2013 GRÄFE UND UNZER VERLAG GmbH, München

Projektleitung: Barbara Fellenberg

Lektorat: Angelika Lang

Bildredaktion: Henrike Schechter

Umschlaggestaltung und Layout: independent Medien-Design, Horst Moser, München

Herstellung: Petra Roth

Satz: Christopher Hammond

Lithos: Repro Ludwig, Zell am See

Druck und Bindung: Firmengruppe APPL, aprinta druck, Wemding

ISBN 978-3-8338-2762-4

1. Auflage 2013

Bildnachweis

Corbis: S. 18; Einwanger, Klaus-Maria: Cover; F1 Online: S. 82 u. 3 (re.); Getty images: S. 34/35; GU: Schmid&Mader: S. 36; Jump: S. 58 u. 3 (li.), 90/91, 100; Plainpicture: U2/S. 1, 6/7, 8, 15, 92; U4 links; Stockfood: U4 rechts

Illustrationen: Detlef Seidensticker, München

Syndication: www.jalag-syndication.de

Wichtiger Hinweis

Die in diesem Buch veröffentlichten diagnostischen und therapeutischen Ratschläge wurden mit großer Sorgfalt von den Autoren erarbeitet. Eine Garantie für ihre fachliche Richtigkeit kann jedoch nicht übernommen werden. Außerdem ersetzen sie nicht eine Beratung und gründliche Untersuchung durch Ihren Arzt. Nur er kann über Diagnose, Therapie und Dosierung von Präparaten entscheiden.
Medizinische Erkenntnisse sind einem ständigen Wandel unterworfen. Empfehlungen, die bei Redaktionsschluss noch uneingeschränkt gültig waren, können durch neue Erkenntnisse revidiert oder verworfen werden, sodass eine diagnostische oder therapeutische Methode nicht mehr angewendet werden darf oder sollte. Eine Haftung der Autoren oder des Verlags für eventuell entstandene Schäden, die aus den im Buch gemachten Hinweisen entstehen, ist deshalb ausgeschlossen.

Umwelthinweis

Dieses Buch ist auf PEFC-zertifiziertem Papier aus nachhaltiger Waldwirtschaft gedruckt.

Die GU-Homepage finden Sie unter www.gu.de

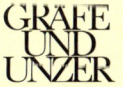

GRÄFE UND UNZER

Ein Unternehmen der
GANSKE VERLAGSGRUPPE

 www.facebook.com/gu.verlag

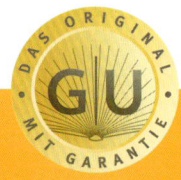

Unsere Garantie

Mit dem Kauf dieses
Buches haben Sie sich für
ein Qualitätsprodukt ent-
schieden. Wir haben alle
Informationen in diesem
Ratgeber sorgfältig und
gewissenhaft geprüft.
Sollte Ihnen dennoch ein
Fehler auffallen, bitten wir
Sie, uns das Buch mit dem
entsprechenden Hinweis
zurückzusenden. Gerne
tauschen wir Ihnen den
GU-Ratgeber gegen einen
anderen zum gleichen
oder zu einem ähnlichen
Thema um.

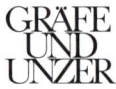

Ein Unternehmen der
GANSKE VERLAGSGRUPPE

Liebe Leserin und lieber Leser,

wir freuen uns, dass Sie sich für ein GU-Buch entschieden
haben. Mit Ihrem Kauf setzen Sie auf die Qualität, Kompetenz
und Aktualität unserer Ratgeber. Dafür sagen wir Danke!
Wir wollen als führender Ratgeberverlag noch besser werden.
Daher ist uns Ihre Meinung wichtig. Bitte senden Sie uns
Ihre Anregungen, Ihre Kritik oder Ihr Lob zu unseren Büchern.
Haben Sie Fragen oder benötigen Sie weiteren Rat zum Thema?
Wir freuen uns auf Ihre Nachricht!

GRÄFE UND UNZER VERLAG
Leserservice
Postfach 86 03 13
81630 München

Wir sind für Sie da!
Montag–Donnerstag: 8.00–18.00 Uhr
Freitag: 8.00–16.00 Uhr
Tel.: 08 00/7 23 73 33
Fax: 08 00/5 01 20 54
(kostenlose Servicenummern)
E-Mail: leserservice@graefe-und-unzer.de

Neugierig auf GU?
Jetzt das GU Kundenmagazin und die
GU Newsletter abonnieren.

Wollen Sie noch mehr Aktuelles von GU erfahren,
dann abonnieren Sie unser kostenloses GU Magazin
und/oder unseren kostenlosen GU-Online-Newsletter.
Hier ganz einfach anmelden:
www.gu.de/anmeldung